上海市老年教育普及教材

上海市学习型社会建设与终身教育促进委员会办公室

老年人辨体质学养生

中医特色诊疗篇

U0293727

科学出版社

北京

本书编写组

主　编：张晓天

副主编：关　鑫

参　编（按姓氏拼音排序）：

郭丽雯　呼怡媚　缪　佳　钱呈秋

丘俊鑫　王琳茹　王　莹　郑　珏

朱蕴华　周狮驮

丛书策划

朱丘桢　杜道灿

前　言

　　根据上海市老年教育"十二五规划"提出的实施"个、十、百、千、万"发展计划中"编写100本老年教育教材，丰富老年学习资源，建设一批适合老年学习者需求的教材和课程"的要求，在上海市学习型社会建设与终身教育促进委员会办公室、上海市老年教育工作小组办公室和上海市教委终身教育处的指导下，由上海市老年教育教材研发中心会同有关老年教育单位和专家共同研发的"上海市老年教育普及教材"，共100本正式出版了。

　　此次出版"上海市老年教育普及教材"的宗旨是编写一批能体现上海水平的、具有一定规范性及示范性的老年教材；建设一批可供老年学校选用的教学资源；完成一批满足老年人不同层次需求的、适合老年人学习的、为老年人服务的快乐学习读本。

　　"上海市老年教育普及教材"的定位主要是面向街（镇）及以下老年学校，适当兼顾市、区老年大学的教学需求，力求普及与提高相结合，以普及为主；通用性与专门化相兼顾，以通用性为主。编写市级普及教材主要用于改善街镇、居村委老年学校缺少适宜教材的实际状况。

　　"上海市老年教育普及教材"在内容和体例上尽力根据老年人学习的特点进行编排，在知识内容融炼的前提下，强调基础、实用、前沿；语言简明扼要、通俗易懂，使老年学员看得懂、学得会、用得上。教材分为三个大类：做身心健康的老年人；做幸福和谐的老年人；做时尚能干的老年人。每个大类包涵若干教材系列，如"老年人万一系列"、"中医与养生系列"、"孙辈亲子系列"、"老年人心灵手巧系列"、"老年人玩转信息技术系列"等。

"上海市老年教育普及教材"在表现形式上，充分利用现代信息技术和多媒体教学手段，倡导多元化教与学的方式，创新"纸质书、电子书、计算机网上课堂和无线终端移动课堂"四位一体的老年教育资源。在已经开通的"上海老年教育"App上，老年人可以免费下载所有教材的电子版，免费浏览所有多媒体课件；上海老年教育官方微信公众号"指尖上的老年学习"也已正式运营，并将在2015年年底推出"老年微学课堂"，届时我们的老年朋友可以在微信上"看书"、"听书"、"学课件"。

"上海市老年教育普及教材"编写工作还处于起步阶段，希望各级老年学校、老年学员和广大读者提出宝贵意见。

上海市老年教育普及教材编写委员会

2015年6月

目 录

Mulu

第三章 九种体质的中医养生

第一章 中医体质初识

 体质的概念

体质是一个"医学名词"，是指"人体在遗传性和获得性的基础上表现出来的功能和形态上的相对稳定的固有特性。掌握人的体质特点对于了解疾病的发生、发展规律具有一定意义。在我国古代和西方医学的发展过程中都曾有过各种体质学说，体质可以按照人的形态、功能或代谢特征进行分类。"

体质现象是人类生命活动的一种重要表现形式，是指人体生命过程中，在先天禀赋和后天获得的基础上所形成的形态结构、生理功能和心理状态方面综合的、相对稳定的固有特质，是人类在生长、发育过程中所形成的与自然、社会环境相适应的人体个性特征。中医体质学以生命个体的人为研究出发点，旨在研究不同体质构成特点、演变规律、影响因素、分类标准，从而应用于指导疾病的预防、诊治、康复与养生。

中医关于体质的论述最早见于《黄帝内经》，并奠定了一定的体质理论基础。但从中医长期的发展来看，有关中医体质内容却相对薄弱，仅散见于一些医学著作和文献，并未形成专门的学科体系。随着中医临床医学的发展，为了更好地与临床辨证用药相结合，现代中医常用的体质分类法着眼于阴阳气血津液的虚实盛衰，把人体分为正常体质和偏颇体质两大类：凡体力强壮、面色润泽、寐安纳佳、二便通调、脉象正常、无明显阴阳气血偏盛偏衰倾向者，称为正常体质或平和体质；反之，有明显的阴虚、阳虚、气虚、血虚、痰湿、阳盛、血瘀、气滞等倾向的属于偏颇体质。

20世纪70年代，王琦教授开始从事中医体质学说的理论、基础与临床研究，并逐步确立了中医体质理论体系，提出了许多独创性的理论，如体质四项基本原理：体质过程论、心身构成论、环境制约论和禀赋遗传论，它们共同奠定了中医体质研究的出发点和理论背景；其提出的"中医体质九分法"，指出不同体质类型在形体特征、生理特征、心理特征、病理反应状态、发病倾向等方面各有特点。

体质是人体疾病发生的内在基础，人群体质各有不同，发病规律，病变特点和发展与转归也遵循不同体质特性，而通过合理的中医调理干预可以调整、改善体质偏颇状态。

根据中华中医药学会2009年4月9日发布的《中医体质分类判定标准》，将体质分为平和质、气虚质、阳虚质、阴虚质、痰湿质、湿热质、血瘀质、气郁质、特禀质九个类型。

 ## 九种体质特征简述

平和质：饮食正常，睡眠好，二便通畅，性格开朗，社会和自然适应能力强。

气虚质：疲乏无力，声低懒言，易出虚汗，容易呼吸短促，性格内向，胆怯易惊。

阳虚质：畏寒怕冷，手脚发凉，不敢吃凉的东西，性格多沉静、内向，同样的温度下比别人穿的衣服多，显得怕冷。

阴虚质：自觉手、脚心发热，面颊潮红或偏红，皮肤干燥，口干舌燥，容易盗汗，经常大便干结，性情急躁。

痰湿质：心宽体胖，腹部松软肥胖，皮肤易出油脂，汗多黏腻，眼睛浮肿，容易困倦，性格温和稳重，善于忍耐。

湿热质：面鼻油腻，易生痤疮，口气严重，容易大便黏滞不爽，小便发黄、比较浓,性格也多急躁易怒。

血瘀质:牙龈易出血,两颧、眼睛常有红丝,皮肤常干燥、粗糙,唇面发暗,常有身体疼痛,容易健忘,性情急躁。

气郁质:性格忧郁脆弱,经常闷闷不乐、多愁善感,食欲不振,形体消瘦。

特禀质:对某种物质有过敏现象,如花粉过敏或者某种食物过敏,又称特禀型生理缺陷、过敏。这类体质基本等同于过敏体质,多是遗传所致,而通过中医扶正气,提高免疫力的方法,可以改善部分过敏状态。

体质调理与中医养生

➤ 体质调理的作用

中医体质学应用范围广泛,充分体现了以人为本,因人制宜的思想。通过研究不同体质类型与疾病的关系,强调体质的可调性,从改善体质入手,为改善患病个体的病理状态提供条件;实现个体化诊疗,在临床对疾病的诊治活动中,对疾病的防治措施和治疗手段建立在对体质辨识的基础上,充分考虑到该人的体质特征,并针对其体质特征采取相应的治疗措施;贯彻中医学"治未病"的学术思想,结合体质进行预防,通过改善体质、调整功能状态,为从人群体质的角度预防疾病提供了理论和方法。

当今世界瞬息万变,然而身体健康仍然是人类生活基本需求之一。伴随着人类的生活品质提高,如何保障生理、心理的健康发展的方法也提上人们的日常生活日程。中医养生具有坚实的群众基础和理论支持。面对现代医学揭示的众多疾病,目前的医疗手段虽然解决了不少问题,但随着社会发展变迁,疾病谱同样会发生巨大变化,不断增加更多的迷团,出现更多的"不治之症",于是人们的目光投向日常养生以防病于未然。历史在其螺旋式发展的进程中又回到了《黄帝内经》时代"治未病"的起点!

在新的背景下,中西医学均提出了众多的养生方法,如营养补剂、微量元素等的药食养生;气功、导引、瑜伽、健身的锻炼养生等。在信息爆炸的时代,如此众说纷纭的方法更使人彷徨,加之极其夸张的广告宣传作用于现代人急功近利的心理,所有的一切都愈加使得本不平静的内心更为沸扬。这样的心境与《黄帝内经》"恬淡虚无,精神内守"的养生宗旨不知相差几远了。这种追求养生又不懂养生的现象,亟待从根本上澄清养生的真正含义。

➢ 中医体质养生原则

养心修德

《黄帝内经》曰:"悲哀忧愁则心动,心动则五脏六腑皆要。"持续的不良精神情感会明显削弱人的抵抗力、免疫力,严重影响脏腑功能、气血运行、经络畅通,从而产生一系列的躯体疼痛,像感冒、肝炎、胃病、月经病、头痛、哮喘、高血压、糖尿病、心脏病、肿瘤等,这些可认为是"心理问题的躯体反应"。生命形体的痛苦均和神有关。因此,在养生中养神始终重于养形,就算是治疗疾病,调神也很关键。故养生先养心神,养心神要先修德行。

顺应自然

"大道至简",养生就是顺应自然生命之道,因势利导,顺势而为。因此,养生也叫"顺生"。"养生以不损为延年之术","养寿之道,但莫伤之而已",有学者总结养生是"猴行、龟欲、蚁食、童心"。猴行就是锻炼身体多运动;龟欲就是减少欲望不贪婪;蚁食就是餐餐吃到七成饱;童心就是在糊涂智慧的同时还能保持一颗天真的赤子之心。同时还要注意睡眠、三餐与二便的规律。

以上普适于各种体质养生,是养生的基础。根据不同体质特征,结合中医诊疗原则提出了九种体质个体化的养生原则:

◇ 平和质：调养气血，协理阴阳。平和之人阴阳平和，宜平补平调，不宜妄用峻补之品，否则反而容易破坏阴阳平衡。

◇ 气虚质：补气养气。因肺主一身之气，肾藏元气，脾胃为"气生化之源"，故脾、胃、肺、肾皆当温补。

◇ 阳虚质：温阳祛寒，温补脾肾。阳虚者关键在补阳，五脏之中，肾为一身的阳气之根，脾为阳气生化之源，故当着重补之。

◇ 阴虚质：补阴清热，滋养肝肾。阴虚体质者关键在补阴，五脏之中，肝藏血，肾藏精，同居下焦，故以滋养肝肾二脏为要。

◇ 痰湿质：健脾祛湿，理气化痰。"脾为后天之本"食物的吸收和转化都要靠它，故当着重于健脾。

◇ 湿热质：疏肝利胆，清热祛湿，分消走泄。体内留滞的水湿主要靠脾来运化，分清泌浊，分成有用的津液和没用的湿邪，故应重视脾脏的功能调理，调养以健脾为主要原则。

◇ 血瘀质：活血化瘀，疏肝理气。寒凝、气滞、气虚等皆可造成血瘀体质，体质调养以调节情志、运动锻炼、避免寒冷为重点。

◇ 气郁质：疏肝理气，补养肝血。气郁质的根本原因是肝气郁结，而肝主藏血，肝血充足，肝气才能得以抒发，故应以疏肝理气，补益肝血为主。

◇ 特禀质：培补元气，护卫固表。有规律的适当的做些运动，放松身心，再配合药膳饮食来增强免疫力，对改善过敏性体质有显著效果。

> **体质测评方法**

判定方法

回答《中医体质分类与判定表》中的全部问题，每一问题按5级评分，计算原始分及转化分，依标准判定体质类型：

原始分=各个条目的分会相加

转化分数=[（原始分−条目数）/（条目数×4）]×100

> ## 判定标准

平和质为正常体质,其他8种体质为偏颇体质,判定标准见下表。

体质类型	条　件	判定结果
平和质	● 转化分≥60分 ● 其他8种体质转化分均<30分	是
	● 转化分≥60分 ● 其他8种体质转化分均<40分	基本是
	不满足上述条件者	否
偏颇体质	转化分≥40分	是
	转化分30~39分	倾向是
	转化分<30分	否

示例1

某人各体质类型转化分为:平和质75分,气虚质56分,阳虚质27分,阴虚质25分,痰湿质12分,湿热质15分,血瘀质20分,气郁质18分,特禀质10分。

根据判定标准,虽然平和质转化分≥60分,但其他8种体质转化分并未全部<40分,其中气虚质转化分≥40分,故此人不能判定为平和质,应判定为是气虚质。

示例2

某人各体质类型转化分为:平和质75分,气虚质16分,阳虚质27分,阴虚质25分,痰湿质32分,湿热质25分,血瘀质10分,气郁质18分,特禀质10分。

根据判定标准,平质转化分≥60分,同时,痰湿质转化分在30~39之间,可判定为痰湿质倾向,故此人最终体质判定结果基本是平和质,有痰湿质倾向。

➤ 九种体质测评量表（＜65岁）

平和质（A型）

	没有 （根本不）	很少 （有一点）	有时 （有些）	经常 （相当）	总是 （非常）
（1）您精力充沛吗？	1	2	3	4	5
（2）您容易疲乏吗？ *	1	2	3	4	5
（3）您说话声音低弱无力吗？ *	1	2	3	4	5
（4）您感到闷闷不乐、情绪低沉吗？ *					
	1	2	3	4	5
（5）您比一般人耐受不了寒冷（冬天的寒冷，夏天的冷空调、电扇）吗？ *					
	1	2	3	4	5
（6）您能适应外界自然和社会环境的变化吗？					
	1	2	3	4	5
（7）您容易失眠吗？ *	1	2	3	4	5
（8）您容易忘事（健忘）吗？ *	1	2	3	4	5

注：标有*的条目需先逆向计分，即：1→5,2→4,3→3,4→2,5→1,再用公式转化分。
判断结果：□是 □倾向是 □否

气虚质（B型）

	没有 （根本不）	很少 （有一点）	有时 （有些）	经常 （相当）	总是 （非常）
（1）您容易疲乏吗？	1	2	3	4	5
（2）您容易气短（呼吸短促，接不上气）吗？					
	1	2	3	4	5
（3）您容易心慌吗	1	2	3	4	5
（4）您容易头晕或站起时晕眩吗？					
	1	2	3	4	5
（5）您比别人容易患感冒吗？	1	2	3	4	5
（6）您喜欢安静、懒得说话吗？	1	2	3	4	5

（续表）

	没有 （根本不）	很少 （有一点）	有时 （有些）	经常 （相当）	总是 （非常）
（7）您说话声音低弱无力吗？	1	2	3	4	5
（8）您活动量稍大就容易出虚汗吗？					
	1	2	3	4	5

判断结果：□是　□倾向是　□否

阳虚质（C型）

	没有 （根本不）	很少 （有一点）	有时 （有些）	经常 （相当）	总是 （非常）
（1）您手脚发凉吗？	1	2	3	4	5
（2）您胃脘部、背部或腰膝部怕冷吗？					
	1	2	3	4	5
（3）您感到怕冷、衣服比别人穿得多吗？					
	1	2	3	4	5
（4）您比一般人耐受不了寒冷（冬天的寒冷，夏天的冷空调、电扇等）吗？					
	1	2	3	4	5
（5）您比别人容易患感冒吗？	1	2	3	4	5
（6）您吃（喝）凉的东西会感到不舒服或者怕吃（喝）凉东西吗？？					
	1	2	3	4	5
（7）您受凉或吃（喝）凉的东西后，容易腹泻（拉肚子）吗？					
	1	2	3	4	5

判断结果：□是　□倾向是　□否

阴虚质（D型）

	没有 （根本不）	很少 （有一点）	有时 （有些）	经常 （相当）	总是 （非常）
（1）您感到手脚心发热吗？	1	2	3	4	5
（2）您感觉身体、脸上发热吗？	1	2	3	4	5

（续表）

	没有（根本不）	很少（有一点）	有时（有些）	经常（相当）	总是（非常）
（3）您皮肤或口唇干吗？	1	2	3	4	5
（4）您口唇的颜色比一般人红吗？					
	1	2	3	4	5
（5）您容易便秘或大便干燥吗？					
	1	2	3	4	5
（6）您面部两颧潮红或偏红吗？	1	2	3	4	5
（7）您感到眼睛干涩吗？	1	2	3	4	5
（8）您感到口干咽燥、总想喝水吗？					
	1	2	3	4	5

判断结果：□是　□倾向是　□否

痰湿质（E型）

	没有（根本不）	很少（有一点）	有时（有些）	经常（相当）	总是（非常）
（1）您感到胸闷或腹部胀满吗？	1	2	3	4	5
（2）您感到身体沉重不轻松或不爽快吗？					
	1	2	3	4	5
（3）您腹部肥满松软吗	1	2	3	4	5
（4）您有额部油脂分泌多的现象吗？					
	1	2	3	4	5
（5）您上眼睑比别人肿（上眼睑有轻微隆起的现象）吗？					
	1	2	3	4	5
（6）您嘴里有黏黏的感觉吗？	1	2	3	4	5
（7）您平时痰多，特别是咽喉部总感到有痰堵着吗？					
	1	2	3	4	5
（8）您舌苔厚腻或有舌苔厚厚的感觉吗？					
	1	2	3	4	5

判断结果：□是　□倾向是　□否

湿热质（F型）

	没有 （根本不）	很少 （有一点）	有时 （有些）	经常 （相当）	总是 （非常）
（1）您面部或鼻部有油腻感或者油亮发光吗？					
	1	2	3	4	5
（2）你容易生痤疮或疮疖吗？	1	2	3	4	5
（3）您感到口苦或嘴里有异味吗？					
	1	2	3	4	5
（4）您大便黏滞不爽、有解不尽的感觉吗？					
	1	2	3	4	5
（5）您小便时尿道有发热感、尿色浓（深）吗？					
	1	2	3	4	5
（6）您带下色黄（白带颜色发黄）吗？（限女性回答）					
	1	2	3	4	5
（7）您的阴囊部位潮湿吗？（限男性回答）					
	1	2	3	4	5

判断结果：□是　□倾向是　□否

血瘀质（G型）

	没有 （根本不）	很少 （有一点）	有时 （有些）	经常 （相当）	总是 （非常）
（1）您的皮肤在不知不觉中会出现青紫瘀斑（皮下出血）吗？					
	1	2	3	4	5
（2）您两颧部有细微红丝吗？	1	2	3	4	5
（3）您身体上有哪里疼痛吗？	1	2	3	4	5
（4）您面色晦黯或容易出现褐斑吗？					
	1	2	3	4	5
（5）您容易有黑眼圈吗？	1	2	3	4	5

	没有 （根本不）	很少 （有一点）	有时 （有些）	经常 （相当）	总是 （非常）
（6）您容易忘事（健忘）吗？	1	2	3	4	5
（7）您口唇颜色偏黯吗？	1	2	3	4	5

判断结果：□是　□倾向是　□否

气郁质（H型）

	没有 （根本不）	很少 （有一点）	有时 （有些）	经常 （相当）	总是 （非常）
（1）您感到闷闷不乐、情绪低弱吗？					
	1	2	3	4	5
（2）您容易精神紧张、焦虑不安吗？					
	1	2	3	4	5
（3）您多愁善感、感情脆弱吗？	1	2	3	4	5
（4）您容易感到害怕或受到惊吓吗？					
	1	2	3	4	5
（5）您胁肋部或乳房胀痛吗？	1	2	3	4	5
（6）您无缘无故叹气吗？	1	2	3	4	5
（7）您咽喉部有异物感，且吐之不出、咽之不下吗？					
	1	2	3	4	5

判断结果：□是　□倾向是　□否

特禀质（I型）

	没有 （根本不）	很少 （有一点）	有时 （有些）	经常 （相当）	总是 （非常）
（1）您没有感冒时也会打喷嚏吗？					
	1	2	3	4	5
（2）您没有感冒时也会鼻塞、流鼻涕吗？					
	1	2	3	4	5
（3）您有因季节变化、温度变化或异味等原因而咳喘的现象吗？					
	1	2	3	4	5

（续表）

	没有 （根本不）	很少 （有一点）	有时 （有些）	经常 （相当）	总是 （非常）
（4）您容易过敏（对药物、食物、气味、花粉或在季节交替、气候变化时）吗？					
	1	2	3	4	5
（5）您的皮肤容易起荨麻疹（风团、风疹块、风疙瘩）吗？					
	1	2	3	4	5
（6）您的皮肤因过敏出现过紫癜（紫红色瘀点、瘀斑）吗？					
	1	2	3	4	5
（7）您的皮肤一抓就红，并出现抓痕吗？					
	1	2	3	4	5

判断结果：□是　　□倾向是　　□否

➤ 老年人体质特征（≥65岁）

一切生物都要经历生长、发育、衰老、死亡的过程，人类也是如此。人体处于不同的年龄阶段，在结构、功能、代谢以及对外界刺激反应等方面表现出体质差异性。老年人机体生理功能衰退，随着阴阳气血、津液代谢和情志活动的变化，老年性疾病逐渐增多，平和体质相对较少，偏颇体质较多。这就要求大家尽早采取措施以延缓衰老，让老年人继续保持充沛精力，达到健康长寿的目的。

2009年中华中医药学会发布了《中医体质分类与判定》标准，将中医体质分为平和质、气虚质、阳虚质、阴虚质、痰湿质、湿热质、血瘀质、气郁质、特禀质9种基本类型，每种体质有其独自的特征。在此基础上，结合老年人的生理病理特点，国家中医药管理局制订了《老年版中医体质分类与判定》标准。

老年人中医体质判定

根据老年人中医药健康管理服务记录表前33项问题采集信息，每一问题按5级评分，依据体质判定标准判定体质类型。

姓名

编号：□□□－□□□□□

老年人中医药健康管理服务记录表

请根据近一年的体验和感觉，回答以下问题	没有（根本不/从来没有）	很少（有一点/偶尔）	有时（有些/少数时间）	经常（相当多/数时间）	总是（非常/每天）
（1）您精力充沛吗？（指精神头足，乐于做事）	1	2	3	4	5
（2）您容易疲乏吗？（指体力较差，稍微活动一下或做一点家务劳动就感到累）	1	2	3	4	5
（3）您容易气短，呼吸短促，接不上气吗？	1	2	3	4	5
（4）您说话声音低弱无力吗？（指说话没有力气）	1	2	3	4	5
（5）您感到闷闷不乐、情绪低沉吗？（指心情不愉快，情绪低落）	1	2	3	4	5
（6）您容易精神紧张，焦虑不安吗？（指遇事心情紧张）	1	2	3	4	5
（7）您因为生活状态改变而感到孤独、失落吗？	1	2	3	4	5
（8）您容易感到害怕或受到惊吓吗？	1	2	3	4	5
（9）您感到身体超重不轻松吗？（感觉身体沉重）［BMI指数=体重（kg）/身高²（m）］	1（BMI＜24）	2（24≤BMI＜25）	3（25≤BMI＜26）	4（26≤BMI＜28）	5（BMI≥28）
（10）您眼睛干涩吗？	1	2	3	4	5
（11）您手脚发凉吗？（不包含周围温度低或穿的少导致的手脚发冷）	1	2	3	4	5

（续表）

请根据近一年的体验和感觉，回答以下问题	没有（根本/从来没有）	很少（有一点/偶尔）	有时（有些/数时间）	经常（相当多/数时间）	总是（非常/每天）
（12）您胃脘部、背部或腰膝部怕冷吗？（指上腹部、背部、腰膝部或膝关节等，有一处或多处怕冷）	1	2	3	4	5
（13）您比一般人耐受不了寒冷吗？（指比别人容易害怕冬天或是夏天的冷空调，电扇等）	1	2	3	4	5
（14）您容易患感冒吗？（指每年感冒的次数）	1 一年＜2次	2 一年感冒2~4次	3 一年感冒5~6次	4 一年8次以上	5 几乎每月都感冒
（15）您没有感冒时也会鼻塞，流鼻涕吗？	1	2	3	4	5
（16）您有口黏口腻，或睡眠打鼾吗？	1	2	3	4	5
（17）您容易过敏（对药物、食物、气味、花粉或在季节交替、气候变化时）吗？	1 从来没有	2 一年1,2次	3 一年3,4次	4 一年5,6次	5 每次遇到上述原因都过敏
（18）您的皮肤容易起荨麻疹吗？（包括风团、风疹块、风疙瘩）	1	2	3	4	5
（19）您的皮肤在不知不觉中会出现青紫瘀斑，皮下出血吗？（指皮肤在没有外伤的情况下出现青一块紫一块的情况）	1	2	3	4	5

（续表）

请根据近一年的体验和感觉，回答以下问题	没有（根本不/从来没有）	很少（有一点/偶尔）	有时（有些/少数时间）	经常（相当/多数时间）	总是（非常/每天）
（20）您的皮肤一抓就红，并出现抓痕吗？（指被指甲或钝物划过后皮肤的反应）	1	2	3	4	5
（21）您皮肤或口唇干吗？	1	2	3	4	5
（22）您有肢体麻木或固定部位疼痛的感觉吗？	1	2	3	4	5
（23）您面部或鼻部有油腻感或者油亮发光吗？（指脸上或鼻子）	1	2	3	4	5
（24）您面色或目眶晦黯，或出现褐色斑块/斑点吗？	1	2	3	4	5
（25）您有皮肤湿疹、疮疖吗？	1	2	3	4	5
（26）您感到口干咽燥，总想喝水吗？	1	2	3	4	5
（27）您感到口苦或嘴里有异味吗？（指口苦或口臭）	1	2	3	4	5
（28）您腹部肥大吗？（指腹部脂肪肥厚）	1（腹围<80cm，相当于2.4尺）	2（腹围80—85 cm，2.4—2.55尺）	3（腹围86—90 cm，2.56—2.7尺）	4（腹围91—105 cm，2.71—3.15尺）	5（腹围>105 cm，3.15尺）
（29）您吃（喝）凉的东西会感到不舒服或者怕吃（喝）凉的食物吗？（指不喜欢吃凉的食物，或吃了凉的食物后会不舒服）	1	2	3	4	5

（续表）

请根据近一年的体验和感觉，回答以下问题	没有（根本不/从来没有）	很少（有一点/偶尔）	有时（有些/少数时间）	经常（相当/多数时间）	总是（非常/每天）
（30）您有大便黏滞不爽、解不尽的感觉吗？（大便容易黏在马桶上）	1	2	3	4	5
（31）您容易大便干燥吗？	1	2	3	4	5
（32）您舌苔厚腻或有舌苔厚的感觉吗？（如果自我感觉不清楚可由调查员观察后填写）	1	2	3	4	5
（33）您舌下静脉瘀紫或增粗吗？（可由调查员辅助观察后填写）	1	2	3	4	5

体质类型	气虚质	阳虚质	阴虚质	痰湿质	湿热质	血瘀质	气郁质	特禀质	平和质
体质辨识	1.得分__ 2.是 3.倾向是	1.得分__ 2.是 3.倾向是	1.得分__ 2.是 3.倾向是	1.得分__ 2.是 3.倾向是	1.得分__ 2.是 3.倾向是	1.得分__ 2.是 3.倾向是	1.得分__ 2.是 3.倾向是	1.得分__ 2.是 3.倾向是	1.得分__ 2.是 3.基本是

体质判定标准表

体质类型及对应条目	条　　件	判定结果
气虚质（2）（3）（4）（14） 阳虚质（11）（12）（13）（29） 阴虚质（10）（21）（26）（31） 痰湿质（9）（16）（28）（32） 湿热质（23）（25）（27）（30） 血瘀质（19）（22）（24）（33） 气郁质（5）（6）（7）（8） 特禀质（15）（17）（18）（20）	各条目得分相加之和≥11分	是
	各条目得分相加之和为9~10分	倾向是
	各条目得分相加之和≤8分	否
平和质（1）（2）（4）（5）（13） （其中，（2）（4）（5）（13）反 向计分，即1→5,2→4,3→3, 4→2,5→1）	各条目得分相加之和≥17 分,同时其他8种体质得分均 ≤8分	是
	各条目得分相加之和≥17 分,同时其他8种体质得分均 ≤10分	基本是
	不满足上述条件者	否

注意事项

信息采集：提醒受试者以一年内的感受与体验为判断依据，而非即时感受。参照括号内的描述向受试者解释其不能理解的条目，但不能主观引导受试者的选择。

表格填写：逐条逐项填写，杜绝漏填。每一个问题只能选一个选项，在最符合的选项上划"√"。如出现规律性选项等情况，需要核实。

体质判定：偏颇体质正向计分，平和质有4个条目反向计分（即1→5,2→4,3→3,4→2,5→1）。判定平和质时，除了达到得分条件外，同时其他8种体质得分均≤10分。当每种体质得分相加均≤8分，出现无法判断体质类型等情况，则需2周后重新填写。

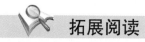拓展阅读

体质养生,防病未然

体质在发病中起着关键作用,增强体质对养生保健有着重要意义,从中医经典古籍《黄帝内经》中来看,增强体质的方法有以下五个方面。

1. 顺应自然:《素问·上古天真论》曰:"上古之人,其知道者,法于阴阳,和于术数,食饮有节,起居有常,不妄作劳,故能形与神俱,而尽终其天年,度百岁乃去。"《黄帝内经》认为人与自然界是统一的,只有天、地、人和谐一致,方能获得健康和长寿。所以顺应四时和自然,是体质养生较为重要的一个部分。

2. 心情舒畅:《黄帝内经》上述同篇曰:"是以志闲而少欲,心安而不惧,形劳而不倦,气从以顺,各从其欲,皆得所愿。"因情志内伤,可以损伤机体生理功能,产生恶性病理变化。故保持精神乐观、生活知足、恬淡虚无,对强壮体质、预防疾病、养生长寿至关重要。

3. 饮食有节:《素问·生气通天论篇》说:"是故谨和五味,骨正筋柔,气血以流,腠理以密,如是则骨气以精。谨道如法,长有天命。"脾胃乃后天之本,人身气血来源于水谷所化生。人吃五谷,病从口入。

4. 适当锻炼:《黄帝内经》上述同篇曰:"是以圣人陈阴阳,筋脉和同,骨髓坚固,气血皆从。如是则内外调和,邪不能害,耳目聪明,气立如故。"可见,锻炼的关键在于"内外调和"。经常进行体育锻炼,有益于身体健康。但是锻炼不可过度,过度则导致筋骨肌肉的损伤,反而有损健康。锻炼时达到"形劳而不倦"的

状态,是养生的最佳状态。

5. 调护阴阳:《黄帝内经》言:"法于阴阳,和于术数。"强调调护阴阳的重要性,提倡幼年时不宜过于饱暖,以护阴气,青年时当晚婚以待阴气成长,婚后当节制房事,摄护阴精。同时要求怡养寡欲以聚阴精,不使相火妄动。滋阴派医家朱丹溪认为"阳有余,阴不足"是早衰的重要原因,把养阴抑阳作为摄生的重要原则。

第二章 中医特色诊疗方法

简明学习

　　本章着重介绍传统中医治疗及预防疾病的特色治疗方法——穴位按摩、艾灸疗法、刮痧疗法、拔罐疗法、足浴保健，它们通过各自不同的原理有针对性地防病治病，在临床实践中应用非常广泛。穴位按摩能够刺激特定穴位，激发经络之气，达到通经活络、祛邪扶正之功，具有应用简便的特点，适用各种不同种类的疾病；艾灸疗法将中药及穴位有机地融为一体，对于寒邪内伏疗效尤为显著；刮痧疗法是以中医皮部理论为基础，用特定器具在皮肤相关部位刮拭，以达到疏通经络、活血化瘀之目的；拔罐疗法针对寒湿之邪有很强的温化作用；足浴保健则运用中药之效佐以温热之功，达到调和气血之效。

穴位按摩

➤ 穴位按摩的原理

　　推拿即按摩，是常用到的一种治疗关节劳损、缓解疲劳紧张等疾病的中医特色疗法。穴位按摩是以祖国医学理论为指导，以经络腧穴学说为基础,以按摩为主要施治,用来防病治病的一种手段,是祖国医学的重要组成部分。穴位按摩具有刺激人体特定穴位,激发人体经络之气,以达到通经活络、调整人的机能、祛邪扶正的目的。

穴位按摩具有悠久的历史,早在三国时期,开始形成按摩与导引、外用药物配合应用的方法,出现膏摩、火灸。魏、晋、隋、唐时期,设有按摩科,建立了按摩医政(《隋书·五官志》)。当前,按摩已经规范化,在全世界范围内得到迅速的推广和发展。

➢ 穴位按摩常用的手法

按:用手指或手掌在皮肤或穴位上有节奏地按压。

摩:用手指或手掌在皮肤或穴位上进行柔和的摩擦。

推:用手指或手掌向前、向上或向外推挤皮肤肌肉。

拿:用一手或两手拿住皮肤、肌肉或盘膜,向上提起,随后又放下。

揉:用手指或手掌在皮肤或穴位上进行旋转活动。

搓:用单手或双手搓擦肢体。

掐:用手指使劲压穴位。

点:用单指使劲点按穴位。

叩:用掌或拳叩打肢体。

滚:用手背近小指部着力于体表施术部位,通过腕关节的伸屈和前臂的旋转、协调运动进行滚动。

捏:用拇指和其他手指在受术部位做对称性挤压。

擦:用手掌的大鱼际、小鱼际或掌根在受术部位上进行直线来回摩擦。

➢ 注意事项

进行穴位按摩时需要注意:① 进行腰腹部按摩时,应先排空膀胱。② 要采用适宜的手法,力度不宜过重,以受术者能耐受为度。③ 按揉过程中,如有不适,应立即停止按揉,防止发生意外。④ 按揉前应修剪指甲,以防损伤皮肤。⑤ 对患高血压以及严重的心脏病的老年人宜用轻手法按摩。⑥ 对肾炎患者不宜用重手法按摩腰部脊椎两侧肾区。⑦ 不要在过度饥饿或饱餐时进行按摩。

> 禁忌证

出现或存在以下情况时不适合进行穴位按摩:① 感染化脓的体表部位不适于按摩。② 癌变的部位、皮肤烫伤和皮肤划开出血处不适合按摩。③ 传染病急性传染期不适合按摩,如肝炎、皮肤病、霍乱等。④ 怀孕、月经期的女性,腹部不宜用重手法按摩。⑤ 在饥饿和大运动量运动后不宜按摩,以防止发生晕厥。⑥ 急性感染及发热性急病不适合按摩。

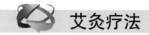

艾灸疗法

> 艾灸疗法的原理

调节阴阳:人体阴阳平衡,则身体健康,而阴阳失衡人就会发生各种疾病。艾灸可以调节阴阳补益的作用,从而使失衡之阴阳重新恢复平衡。

调和气血:气是人的生命之源,血为人的基本物资,气血充足,气机条达,人的生命活动才能正常。艾灸可以补气、养血,还可以疏理气机,并且能升提中气,使得气血调和以达到养生保健的目的。

温通经络:经络是气血运行之通路,经络通畅,则利于气血之运行,营养物质之输布。寒湿等病邪,侵犯人体后,往往会闭阻经络,导络腧穴学说为基础,以按摩为主要施治,用来防病治病的一种手段,是祖国医学的重要组成部分。穴位按摩具有刺激人体特定穴位,激发人体经络之气,以达到通经活络、调整人的机能、祛邪扶正的目的。

穴位按摩具有悠久的历史,早在三国时期,开始形成按摩与导引、外用药物配合应用的方法,出现膏摩、火灸。魏、晋、隋、唐时期,设有按摩科,建立了按摩医政(《隋书·五官志》)。当前,按摩已经规范化,在全世界范围内得到迅速的推广和发展。

➢ 穴位按摩常用的手法

按:用手指或手掌在皮肤或穴位上有节奏地按压。

摩:用手指或手掌在皮肤或穴位上进行柔和的摩擦。

推:用手指或手掌向前、向上或向外推挤皮肤肌肉。

拿:用一手或两手拿住皮肤、肌肉或盘膜,向上提起,随后又放下。

揉:用手指或手掌在皮肤或穴位上进行旋转活动。

搓:用单手或双手搓擦肢体。

掐:用手指使劲压穴位。

点:用单指使劲点按穴位。

叩:用掌或拳叩打肢体。

滚:用手背近小指部着力于体表施术部位,通过腕关节的伸屈和前臂的旋转、协调运动进行滚动。

捏:用拇指和其他手指在受术部位做对称性挤压。

擦:用手掌的大鱼际、小鱼际或掌根在受术部位上进行直线来回摩擦。

➢ 注意事项

进行穴位按摩时需要注意:① 进行腰腹部按摩时,应先排空膀胱。② 要采用适宜的手法,力度不宜过重,以受术者能耐受为度。③ 按揉过程中,如有不适,应立即停止按揉,防止发生意外。④ 按揉前应修剪指甲,以防损伤皮肤。⑤ 对患高血压以及严重的心脏病的老年人宜用轻手法按摩。⑥ 对肾炎患者不宜用重手法按摩腰部脊椎两侧肾区。⑦ 不要在过度饥饿或饱餐时进行按摩。

> 禁忌证

出现或存在以下情况时不适合进行穴位按摩:① 感染化脓的体表部位不适于按摩。② 癌变的部位、皮肤烫伤和皮肤划开出血处不适合按摩。③ 传染病急性传染期不适合按摩,如肝炎、皮肤病、霍乱等。④ 怀孕、月经期的女性,腹部不宜用重手法按摩。⑤ 在饥饿和大运动量运动后不宜按摩,以防止发生晕厥。⑥ 急性感染及发热性急病不适合按摩。

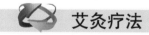 艾灸疗法

> 艾灸疗法的原理

调节阴阳:人体阴阳平衡,则身体健康,而阴阳失衡人就会发生各种疾病。艾灸可以调节阴阳补益的作用,从而使失衡之阴阳重新恢复平衡。

调和气血:气是人的生命之源,血为人的基本物资,气血充足,气机条达,人的生命活动才能正常。艾灸可以补气、养血,还可以疏理气机,并且能升提中气,使得气血调和以达到养生保健的目的。

温通经络:经络是气血运行之通路,经络通畅,则利于气血之运行,营养物质之输布。寒湿等病邪,侵犯人体后,往往会闭阻经络,导

致疾病的发生。艾灸借助其温热肌肤的作用,温暖肌肤经脉,活血通络,以治疗寒凝血滞、经络痹阻所引起的各种病证。

扶正祛邪:"正气存内,邪不可干",人的抵抗力强,卫外能力强,疾病则不易产生。艾灸通过对某些穴位施灸,如大椎、足三里、气海、关元等,可以培扶人的正气,增强人防病治病的能力,而艾灸不同的穴位和部位可以产生不同的补益作用。无论是调节阴阳、调和气血,还是温通经络,扶正祛邪,艾灸对人体起到了一个直接的或间接的补益作用,尤其对于虚寒证,所起的补益作用尤为明显。

➢ 艾灸疗法的常用方法

艾炷灸

直接灸

直接灸又称明灸、着肤灸,即将艾炷直接置放在皮肤上施灸的一种方法。根据灸后对皮肤刺激的程度不同,又分为瘢痕灸和无瘢痕灸两种。瘢痕灸又称化脓灸,即用黄豆大或枣核大艾炷直接放在穴位上施灸,局部组织经烫伤后产生无菌性化脓现象,以改善体质,增强机体的抗病能力,从而起到防治疾病的目的。无瘢痕灸又称非化脓灸,临床上多用中小艾炷,一般应灸至局部皮肤红晕而不起泡为度。因其皮肤无灼伤,故灸后不化脓,不留瘢痕。一般虚寒性疾患均可采用此法。

间接灸

间接灸又称隔物灸、间隔灸,是用药物将艾炷与施灸腧穴部位的皮肤隔开进行施灸的方法。隔物灸法种类很多,广泛用于临床各种病症。所隔的物品有动物、植物和矿物,多数属于中药,有特殊效果且常用的有隔姜灸、隔蒜灸、隔盐灸、隔附子饼灸。药物又因病、因、证的不同,既有单方,又有复方。故治疗时既发挥了艾灸的作用,又有药物的功能。

艾卷灸

艾卷灸又称艾条灸，即用桑皮包裹艾绒卷成圆筒形的艾卷，将其一端点燃，对准穴位或患处施灸的一种方法。有关艾卷灸的最早记载见于明代朱权的《寿域神方》一书，其中有"用纸实卷艾，以纸隔之点穴，于隔纸上用力实按之，待腹内觉热，汗出即瘥"的记载。后来发展为在艾绒内加入药物，再用纸卷成条状艾卷施灸，名为"雷火神针"和"太乙神针"。在此基础上又演变为现代的单纯艾卷灸和药物艾卷灸。

悬灸

悬灸是指艾卷点燃的一端与施灸部位的皮肤保持一定距离施灸，按操作方法又可分为温和灸、雀啄灸、回旋灸等。温和灸即对准应灸的腧穴或患处施灸，以局部有温热感而无灼痛为宜。雀啄灸即像鸟雀啄食一样，一上一下活动艾卷进行施灸。回旋灸即艾卷点燃的一端是向左、右方向移动或反复旋转进行施灸。

实按灸

施灸时，先在施灸腧穴部位或患处垫上布或纸数层，然后将药物艾卷的一端点燃，趁热按到施术部位上，使热力透达深部；或者以布6~7层包裹艾火熨于穴位。最常用的为太乙针灸和雷火针灸，适用于风寒湿痹、痿证和虚寒证。

温针灸

温针灸是针刺与艾灸相结合的一种方法，适用于既需要艾灸又须针刺留针的疾病。在针刺得气后，将针留在适当的深度，在针柄上穿置一段长约2厘米的艾卷施灸，或在针尾上搓捏少许艾绒点燃施灸，直待燃尽，除去灰烬，再将针取出。此法是一种简而易行的针灸并用的方法，其艾绒燃烧的热力可通过针身传入体内，使其发挥针和灸的作用，达到治疗的目的。用此法应注意防止灰火脱落烧伤皮肤。

温灸器灸

温灸器是一种专门用于施灸的器具,用温灸器施灸的方法称温灸器灸。临床常用的温灸器有温灸盒和温灸筒。施灸时,将艾绒点燃后放入温灸筒或温灸盒里的铁网上,然后将温灸筒或温灸盒放在施灸部位即可。适用于灸治腹部、腰部的一般常见病。

其他灸法

其他灸法又称非艾灸法,是指以艾绒以外的物品作为材料的灸治方法。常用的有以下几种。

灯火灸

灯火灸又称灯草焠、灯草灸、油捻灸,也称神灯照,是民间沿用已久的简便灸法。取10~15厘米长的灯心草或纸绳,蘸麻油或植物油,浸渍长3~4厘米,点燃起火后用快速动作对准穴位猛一接触,听到"叭"的一声迅速离开,如无爆淬之声可重复1次。此法主要用于小儿疳腮、喉蛾、吐泻、惊风等病证。

天灸

天灸又称药物灸、发泡灸。将一些具有刺激性的药物涂敷于穴位或患处,敷后皮肤可起泡,或仅使局部充血潮红。所用药物多是单味中药,也有用复方者,捣烂如泥或研为细末,敷于穴位或患处。常用的天灸法有蒜泥灸、细辛灸、天南星灸、白芥子灸等数十种。

➤ **艾灸疗法的注意事项**

施灸的先后顺序:先灸上,后灸下;先灸少,后灸多。这是说应先灸阳经,后灸阴经;先灸上部,后灸下部;就壮数而言,先灸少而后灸多;就大小而言,先灸艾炷小者而后灸大者。但上述施灸的顺序是指一般的规律,临床上需结合病情灵活应用,不能拘执不变。此外,施灸应注意在通风环境中进行。

施灸的补泻方法：灸法的补泻亦需根据辨证施治的原则，虚证用补法，而实证则用泻法。

灸后的处理：施灸过量，时间过长，局部出现水泡，只要不擦破，可任其自然吸收，如水泡较大，可用消毒毫针刺破水泡，放出水液，再涂以龙胆紫。瘢痕灸者，在灸疮化脓期间，1个月内慎做重体力劳动，疮面局部勿用手搔，以保护痂皮，并保持清洁，防止感染。

➤ 艾灸疗法的禁忌证

面部穴位、乳头、大血管等处均不宜使用直接灸，以免烫伤形成瘢痕。关节活动部位亦不适宜化脓灸，以免化脓溃破，不易愈合，甚至影响功能活动。

一般空腹、过饱、极度疲劳和对灸法恐惧者，应慎施灸。对于体弱患者，灸治时艾炷不宜过大，刺激量不可过强，以防"晕灸"。一旦发生晕灸，应及时处理。

孕妇的腹部和腰骶部也不宜施灸。

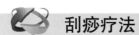 **刮痧疗法**

➤ 刮痧的原理

刮痧是传统的自然疗法之一，它是以中医皮部理论为基础，用器具（牛角、玉石、火罐）等在皮肤相关部位刮拭，以达到疏通经络、活血化瘀之目的。明代郭志邃著有《痧胀玉衡》一书，完整地记录了各类痧症百余种。

较早记载这一疗法的，是元代医家危亦林在公元1337年撰成的《世医得效方》。"痧"字从"沙"衍变而来。最早"沙"是指一种病证。刮痧使体内的痧毒，即体内的病理产物得以外排，从而达到治愈痧证的目的。因很多病证刮拭过的皮肤表面会出现红色、紫红色或暗青色的类似"沙"样的斑点，人们逐渐将这种疗法称为"刮痧疗法"。

刮痧施术于皮部对机体的作用大致可分为两大类，一是预防保健作用，二是治疗作用。其作用原理包括：

◇ 活血祛瘀、舒筋通络：刮痧能促进机体气血通畅，对不同疾病采用相应的经络和穴位，循经走穴。由于七情或六淫等外邪的侵入，使得某些脏腑的气血运行受阻，代谢活动呈抑制或亢进状态，阻塞人体的脉络，阻塞气血，使气血流通不畅，刮痧可调节肌肉的收缩和舒张，使组织间压力得到调节，以促进刮拭组织周围的血液循环。增加组织流量，从而起到"活血化瘀"、"祛瘀生新"的作用。适当对穴位施以刮痧促进（补）或抑制（泻）穴位感受器组织的兴奋状态，从而使得穴位代谢水平重新达到和谐以达到治疗作用。因此在刮痧治疗过程中，针对不同症状，进行辨证，选取相应的经络穴位，循经走穴，可以起到很好的疗效。

◇ 调整阴阳，提高人体免疫力："阴平阳秘，精神乃治"，中医十分强调机体阴阳关系的平衡。刮痧对人体功能有双向调节作用，可以改善和调整脏腑功能，使其恢复平衡。如肠蠕动亢进者，在腹部和背部等处进行刮痧，可使蠕动亢进的肠道受到抑制而恢复正常；反之，肠蠕动功能减退者，则可促进其蠕动恢复正常。

➤ 刮痧疗法的操作方法

一般刮背时取俯卧位或伏坐位，刮胸腹部时取仰卧位，暴露需刮部位，用瓷匙或刮痧板（可蘸取滑润油）进行刮痧。一般刮背部时，沿脊柱两侧先自上而下各刮20~30次，至皮肤出现红紫斑纹，再自大杼穴开始，依次从肺俞穴、心俞穴、膈俞穴、肝俞穴、脾俞穴沿肋间隙由里向外各刮15次左右,使脊椎两侧各出现6~8条弧形斑纹;刮上腹部时,可从中脘、梁门穴进行上下刮动;刮颈部时,前后均可自上而下刮;肘窝、腘窝处亦可行刮痧治疗。

刮痧后,受术者应擦干汗液或更换汗湿衣裤,盖被卧床休息。

> ➤ **刮痧疗法的注意事项**

刮痧时,保持室内空气新鲜、流通,注意保暖,避免直接吹风。年老体弱者应轻手法刮拭。刮痧后最好饮用一杯温开水(淡盐水为佳),30分钟内忌洗澡,禁食生冷油腻的食物;夏季刮痧不要对着风扇,冬季刮痧治疗后应注意保暖。刮痧后1~2天内,如刮拭部位出现疼痛、痒、虫行感、冒冷气或热气、皮肤表面出现风疹样变化等现象,均为正常。再次刮痧时间需待上次痧疹消退(5~7天)后再进行。

刮痧时若出现晕刮症状(头晕、面色苍白、心慌、出冷汗、四肢发冷、恶心欲吐等),首先要冷静,立即让受术者平卧并饮用1杯温糖开水,迅速刮拭百会穴(重刮)、人中穴(棱角轻刮)、内关穴(重刮)、足三里穴(重刮)、涌泉穴(重刮),如无明显好转,要及时送往医院。

经过正确的刮痧治疗数次后,若病情没有减轻或反而加重,也应去医院做进一步检查,并改用其他方法治疗。

> ➤ **刮痧疗法的禁忌证**

胸部乳头、孕妇腰腹部、骨折患者骨折部位禁刮;皮肤病如溃疡、严重过敏、痣瘤、皮下有不明原因包块、新鲜的伤口禁刮;凝血机制障碍疾病如白血病、血小板减少等禁刮;空腹、过度疲劳、低血糖、过度虚弱和神经紧张者忌刮。

拔罐疗法

➤ **拔罐疗法的原理**

中医学基础理论认为,拔罐疗法具有以下原理:

◇ 平衡阴阳:阳盛则热,阴盛则寒。发热是阳气盛实的表现,而寒战恶寒是阴气盛实的症状,在大椎进行拔罐能够治疗发热的疾病,而在关元进行则能治疗寒性的疾病。

◇ 调和脏腑:拔罐通过结经络、穴位局部产生负压吸引作用使体表穴位产生充血、瘀血等变化,穴位通过经络与内在的脏腑相连,从而治疗各种脏腑疾病。

◇ 疏通经络:拔罐疗法通过其温热机械刺激及负压吸引作用,刺激体表的穴位及经筋皮部,而穴位及经筋皮部是与经络密切相连的。所以,拔罐能够疏通经络,使营卫调和,祛除经络中的各种致病的邪气,气血畅通,筋脉关节得以濡养、通得,从而治疗各种疾病。

◇ 协助诊断:通过观察所有拔罐后体表的变化可以推断疾病的性质、部位及与内脏的关系。

◇ 祛除病邪:拔罐疗法因为以负压吸拔体表的穴位,不仅能够开腠理、散风寒,而且还能调整脏腑经络的作用,鼓舞人体的正气,也有助于体内致邪气的排出。

◇ 双向调节:在临床取穴和拔罐方法都不变的情况下,拔罐疗法具有双向的良性调节作用。

➤ **拔罐疗法的操作方法**

准备工作
进行拔罐疗法之前,应先确定受术者是否有适应证、禁忌证,根据实际情况拟定拔罐方案。在家庭进行拔罐时,建议使用真空拔罐,如在市场上能够买到的拔罐器。根据受术者的体质、肥瘦及待拔部位的面积、所治疾病的需要,正确选择罐具和罐型。

拔罐体位正确与否,直接关系到治疗效果。正确的体位应使受术者感到舒适,肌肉放松,充分暴露拔罐部位。通常采用的拔罐体位有如下几种。

　　◇ 仰卧位:适用于头面、前额、胸腹、上下肢前侧及手足部的穴位。

　　◇ 俯卧位:适用于头颈、肩背、腰骶及上下肢后侧的穴位。

　　◇ 侧卧位:适用于头侧、面侧、肩侧、胸侧、下肢外侧等,除与床接触的部位以外的所有其他部位的穴位。

　　◇ 俯伏坐位:适用于头后部、颈项、肩背、腰骶等部位的穴位。

　　◇ 仰靠坐位:适用于头前部、面颜、胸腹、腿前部等部位的穴位。

确定拔罐部位以后,用热毛巾擦洗待拔部位,再用消毒纱布擦干后拔罐。在秋冬季节或寒冷天气里拔罐,须将罐具用火烤或水烫进行预热,使罐具温度稍高于体温为宜,切不可过高,以免烫伤皮肤。

拔罐

罐具全部拔上后,要根据受术者的反应,及时处理和调整不适。若吸拔力太大产生疼痛,应适当放气减小吸拔力;若吸拔力太小负压不够,可起罐后再拔一次;若疼痛异常,出现头晕、恶心、心悸或刺络拔罐出血过多,必须立即起罐检查处理。

大型号的罐具吸力强大,每次可留罐5~10分钟,中型罐吸力较强,留罐10~15分钟为宜;小型罐吸力较小,留罐15~20分钟为宜。常规治疗一般每天拔罐1次或隔日拔罐1次,每10次为1个疗程,2个疗程间隔3~5天。

起罐

起罐时,抽气罐打开罐顶气阀即可,其他罐具则要两手协作,一手轻按罐口附近的皮肤，另一手扶持罐具，待空气缓缓进入罐内后，轻轻脱罐，切不可用力硬拔或让空气进入太快，以免损伤皮肤，产生疼痛。

一般情况无需处理。若因留罐时间较长，皮肤产生水泡时，可用消毒针刺破放水，擦涂甲紫药水防止感染；若针罐法、刺络拔罐法的针孔出血，可用干消毒棉球压迫止血；若局部严重出血，下次不宜在此部位再拔。所有程序处理结束后，受术者需静息20分钟。一般拔罐后3小时之内不宜洗澡。

> ### 拔罐疗法的注意事项

拔罐时，应保持室内空气清新，夏季避免风扇直吹，冬季做好室内保暖，避免感受风寒。拔罐者双手、拔罐部位均应清洁干净或做常规消毒，拔罐用具必需消毒。

拔罐后皮肤局部出现小水泡和出血点等现象，均属正常治疗反应。一般阳证、热证多呈现鲜红色瘀斑；阴证、寒证多呈现紫红色或淡红色瘀斑；寒证、湿证多呈现水泡、水珠；虚证多呈现潮红或淡红。若局部没有瘀斑，或虽有潮红，但起罐后立刻消失，说明病邪尚轻、病情不重或病已接近痊愈。

拔罐过程中若出现脸色苍白、神昏仆倒、出冷汗和头晕目眩等症状，此为晕罐，应立刻停止拔罐，让受术者平卧，饮温开水或糖水，休息片刻，多能好转。晕罐严重者，应针刺或点掐百会、涌泉、足三里、中冲、内关和人中等穴位，或艾灸百会、气海、涌泉、关元等穴位，必要时及时送入医院进行急救。

> ### 拔罐的禁忌症

有出血倾向的疾病如血小板减少症、白血病、过敏性紫癜患者禁拔，新伤骨折、疤痕、恶性肿瘤局部、静脉曲张、体表大血管处、局部皮肤弹性差者禁拔；妇女月经期下腹部慎用，妊娠期下腹部、腰骶部、乳房处禁拔；心、肾、肝严重疾病以及高热抽搐者禁拔；过敏、外伤、溃疡处禁拔；五官部位、前后二阴部位禁拔；大出血、过饱、大汗、大渴、过饥、酒醉和过劳者禁拔。

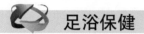 足浴保健

> ➤ 足浴保健的原理

中医学认为"脚为精气之根"。足浴疗法是采用药物煎汤，将双足浸泡、洗浴，达到治疗疾病目的的一种疗法。

足浴主要具有温水足浴、药物外治及足反射区刺激三种作用，三种作用可以相互影响，可作为内病外治的疗法，也可作为多种皮肤病疾患的洗浴。药浴时借助药力和热力，可以疏通经络，调和气血，达到祛除邪毒的目的。

现代医学认为，足浴时水的温热可以促进血液循环、促进新陈代谢，而药物可从皮肤上的汗腺、皮脂腺渗透吸收，从而发挥治疗作用。

经络学说指出：足，三阴经之始，三阳经之终。足部分布着66个穴位，是五脏六腑精气输注、会聚之处。"春天洗脚，升阳固脱；夏天洗脚，暑湿可祛；秋天洗脚，肺润肠濡；冬天洗脚，丹田温灼。"对足进行刺激，通过经络传导到内脏相关部位，可畅通气血，延年益寿。

> ➤ 常用足浴药物

足浴保健的中医用药多为通经走络、开窍透骨、拔毒祛邪之药物，如细辛、白芷、艾叶、穿山甲、肉桂、丁香、胡椒、麝香等。一般宜

选用植物类药,部分情况可选用动物类药和矿石类药。足浴所用药味必气味俱厚,有时甚至用些力猛有毒之品,且多生用。如半夏、附子、草乌、南星等。足浴的时候还多用热药,以促进气血流通。为使药物直达病所,使药力专而收效速,还可以选用某些辅助药,如酒、姜来调和。

➤ 足浴水温

足浴水温多为38~45℃,但还应由个体差异来决定。初次足浴者,水的温度可以低些,并逐渐增加水温。以保健为目的的足浴水温可低些,痹证、中风后遗症及四肢厥冷的治疗性足浴水温应高些。

➤ 足浴保健的注意事项

每天可进行1~2次足浴(最好早、晚各一次),但饭前、饭后30分钟内不宜进行。足浴前最好喝1杯白开水(约200毫升),以利于体内血液循环和排毒。在浸泡过程中最好同时进行足部按摩。

中药足浴时,由于足部及下肢血管扩张,血容量增加,可引起头部急性贫血,偶尔会出现头晕、目眩。出现上述症状时不必惊慌,可立即改用冷水洗足,使足部血管收缩,血液会很快向心脏回流以消除头部急性贫血,缓解症状。中药足浴以外治药物居多,有些药物可能会有一定毒性,汤液千万不宜入口;有些药物外用时,会使皮肤起疱或局部发红、瘙痒。一旦出现过敏反应,要停止用药。

极度疲劳或酒醉后不宜足浴。有传染性皮肤疾病者,如足癣患者,应注意自身感染和交叉感染的可能。家庭成员自制药液足浴,最好使用各自的浴盆,防止出现交叉感染和传染病的传播。

足浴后,应立即擦干脚部,穿上暖和衣服,以免受凉感冒。老人足浴后不要猛然起身。

> ➤ 足浴保健的操作规范

准备工作

足浴时应保持环境安静,清洁卫生,温度适宜。可选用木质、不锈钢、亚克力、陶瓷等材料的足浴器具,确保安全、保温、光滑、无毒、不易碎。足浴时可选用药浴散剂或液剂,也可将药材装入袋中制成药袋放入水中。一般药浴散剂单次用量不宜低于150克,药浴液剂单次用量不低于700毫升。

药浴液剂的制备:将准备好的中药放入2 000毫升水中(最好用砂锅),武火(大火)煎沸后,改文火(小火)煎至1 000毫升,取汁后再次加水2 000毫升煎至1 000毫升,将两次煎取的药汁共放入盆中浸泡双足,药液以没足踝为佳。

入浴

足浴时,应先清洗双足,再慢慢接触浴液,直至完全浸入浴液中。时间控制在20~40分钟为宜。

出浴

用38~45℃的清水冲洗双足1~3遍,以洗掉残留的药浴液,再用柔软的毛巾体擦干。足浴后应适量饮水、休息,避免受风寒。使用的器具必须经过清洁、消毒。

 互动学习

1. 多选题

(1)传统中医治疗及预防疾病的特色治疗方法包含(　　　)。

A.穴位按摩   B.艾灸疗法   C.刮痧疗法

D.拔罐疗法   E.足浴保健

（2）穴位按摩有（   ）等常用手法。

A.按   B.推   C.弹   D.拨   E.滚

（3）拔罐疗法的作用原理包括（   ）。

A.药物效应   B.机械刺激作用   C.温热作用

D.持久效应   E.负压效应

2.判断题

（1）刮痧常用于保健预防疾病、病后恢复、强身健体和减肥美容。

（   ）

（2）拔罐时间越久，疗效约显著。   （   ）

（3）只有冬天才适宜运用足浴疗法保健。   （   ）

参考答案

多选题：（1）ABCDE；（2）ABE；（3）BCE。

判断题：（1）√；（2）×；（3）×。

 拓展阅读

耳穴疗法

耳是人体的一个组成部分，与全身的经络、脏腑联系密切。历代医籍及临床实践证明，耳穴疗法确实具有调理阴阳、调和气血、调整脏腑功能、扶助正气、预防疾病。耳穴疗法具有适应症广、奏效迅速、操作简便、经济实用、副反应少等优势。目前，耳穴

疗法大体有以下几种:

1. 皮下埋针:又叫耳衣神针,它具有准确、刺激强、显效快、安全等特点。

2. 耳穴压丸:这类方法更为安全、易行。此种方法,与埋针相较,准确性差、作用缓、奏效慢。经常使用有植物种子(王不留行子、白芥子、酸枣仁等)、药丸(牛黄消炎丸、磁殊丸等)。

3. 耳郭按摩:包括弹耳或揉捏耳部。目前主要应用在养生、康复、保健方面,对某些疾病也有不同程度的疗效,若能持之以恒,远期效果显著。

第三章 九种体质的中医养生

 简明学习

传统中医的体质学说包含了平和质、气虚质、阳虚质、阴虚质、痰湿质、湿热质、血瘀质、气郁质、特禀质共九种体质,本章主要介绍不同体质的特征、适宜的中医养生方法及保健过程中需着重注意的要点,以利于不同体质的人群通过自身的特点辨识体质的同时,选取最为个体化的养生方案。

 平和质的中医养生

➤ 平和质人群的体质特征

平和质是最稳定的、最健康的体质。一般产生的原因是先天禀赋良好,后天调养得当。平和体质是以体态适中、面色红润、头发稠密而有光泽、目光有神、鼻色明润、嗅觉通利、味觉正常、唇色红润、精力充沛、脏腑功能状态强健壮实、不易疲劳、耐受寒热、睡眠安和、胃纳良好、二便正常、舌淡红、苔薄白、脉和有神为主要特征的一种中医体质养生状态。平和质所占人群比例约为32.75%,

也就是三分之一左右。男性多于女性,年龄越大,平和体质的人越少。

➤ 起居调摄

环境起居

起居顺应四时阴阳,劳逸结合。遵中医春生、夏长、秋收、冬藏及春夏养阳、秋冬养阴的理论,春夏季早睡早起多运动,秋冬季早睡晚起少动。中医学认为,人与自然是一个统一的整体,人生与天地之间,天地合气命之曰人,人是一个"小宇宙",是大自然("大宇宙")的组成部分,赖于自然界天地之气的充养,又必须顺应自然界阴阳之气的变化,方能"阴平阳秘,精神乃治"。

饮食调养

食物宜多样化,不偏食,不可过饥过饱、偏寒偏热。不暴饮暴食,不偏食,保持膳食平衡,保持健康体魄。如酒精不过敏,平时可每日少量饮酒,以活动血脉,米酒、红酒、白酒均可。食物搭配平衡,《内经》有云:"五谷为养,五果为助,五畜为益,五菜为充",饮食应该种类丰富,但又不可偏食,不可偏寒偏热。

形体运动

形体运动时,应该把握"度"。形体运动可促进气血的周流,"人之所有者,血与气耳",而"气血冲和,万病不生","一有弗郁,诸病生焉"。但过与不及都是病,运动应该根据自身的具体情况,"适当为度",不可不及,也不可太过。日常的运动锻炼应遵循一定的原则,否则不仅达不到锻炼的目的,反而会对身体造成损伤:

◇ 运动应当掌握养生要领,调心、调息,做到精神专注、呼吸均匀,使得内外和谐、气血周流。

◇ 运动量要适度,不宜过量,尤其是老年人,即便是身体健壮

也不要做过于激烈的运动，以传统的太极拳、八段锦、快走
为佳。

◇ 运动应当持之以恒，坚持不懈。锻炼不仅是身体的锻炼，同
时也是意志和毅力的锻炼。

精神调适

精神调适原则：开朗乐观，心态平和，与人为善，和谐上进，乐于
合作。平和质的人性格随和开朗，心理素质较好，平时要多和朋友交
流，培养对身心有益的兴趣爱好，与人为善，多帮助别人，不攀比，不计
较有助于保持平和的心理状态、建立良好的人际关系。

药物调理

平和质肾气平均，生理功能旺盛，不宜盲目滋补。平和质是一种
相对健康的状态，没有生病的时候不需要药物调养。

➢ 经络腧穴保健

平和质老年人的经络腧穴保健以舒经活络、行气活血为主，常用
养生保健穴有风池、中脘、关元、内关、合谷、阳陵泉、委中、足三里、三
阴交、涌泉。

风池

【位置】 位于后颈部，胸锁乳突肌与斜方肌上端之间的凹陷处，
左右各一穴。

【作用】 明目醒脑。能有效缓解外感风寒、内外风邪引发的头
痛，以及长时间低头导致的颈部疲劳。

【按揉方法】 用大拇指或中指指腹按风池，做轻柔缓和的环旋活
动，以穴位感到酸胀为度，按揉2~3分钟。每天操作1~2次。

中脘

【位置】 位于前正中线上,脐中上4寸。

【作用】 具有健脾益胃,培补后天的作用。对于胃痛、腹胀、呃逆、吞酸、泄泻、黄疸等脾胃病,以及癫狂、失眠等均有疗效。

【按揉方法】 双手交叉重叠置于中脘上,稍用力,快速、小幅度地上下推动,至局部有酸胀感为度。

关元

【位置】 位于前正中线上,脐中下方3寸。

【作用】 补肾固元。气海、关元是元气的发源地,是强壮保健的要穴。对阳痿、遗精、尿频等泌尿生殖系统病证,月经不调、痛经等妇科病证,中风脱证、虚劳冷惫、羸瘦无力等元气虚损病证,以及泄泻、腹痛、痢疾、脱肛等肠腑病证均有效。

【按揉方法】 以关元为圆心,左或右手掌做逆时针及顺时针方向摩动3~5分钟。然后,随呼吸按压关元3分钟。

内关

【位置】 在前臂掌侧,腕横纹上2寸,左右各一穴。

【作用】 宁心安神。对心痛、心悸、胸痛、胸闷等心胸病证,胃痛、呕吐、呃逆等胃病,失眠、癫痫等神志病证,上肢痹痛、偏瘫、手指麻木等局部疾病均有效。在突发心脏病时,按揉内关可缓解疼痛,还能缓解口干、嗓子疼、颈椎病、肩周炎、腰部疼痛等病证。

【按揉方法】 用大拇指或中指按揉内关,每次按压5分钟,按压时内关穴应有酸胀、发热的感觉。

合谷

【位置】 在手背,第1、2掌骨间,偏第2掌骨桡侧中点处,即通常说的虎口处,左右各一穴。

【作用】 镇静止痛。适用于头痛、口眼歪斜、耳聋等实热性五官疾病,肢体、内脏等疼痛,以及热病、无汗、多汗等病证。

【按揉方法】 用大拇指按压合谷,每次2~3分钟,以有酸、麻、胀的感觉为宜。

阳陵泉

【位置】 在小腿外侧,腓骨小头下方凹陷处,左右各一穴。

【作用】 舒筋活络。平时按揉阳陵泉,并配合活动肩膀,可缓解肩膀周围的疼痛,对黄疸、口苦、胁肋疼痛等肝胆病证,以及下肢痿痹、膝膑肿痛、膝关节疼痛等也有缓解作用。

【按揉方法】 用两手拇指按压在两腿阳陵泉上,其余四余并拢托住小腿肚,同时用力揉捻50下。

委中

【位置】 位于膝关节后方,腘横纹中点,左右各一穴。

【作用】 缓急止痛。常按揉委中穴可以通畅腰背气血。对于腰背痛、下肢痿痹等腰及下肢病证,腹痛、急性吐泻、遗尿、小便不利、丹毒等病证均有良好的效果。

【按揉方法】 按揉委中时,力度以稍感酸痛为宜,一压一松为1次,一般可连续按压20次左右。

足三里

【位置】 在小腿外侧,外膝眼下3寸,胫骨前缘1横指处,左右各一穴。

【作用】 调理脾胃。对慢性胃肠炎、慢性腹泻、胃寒等有效。按揉足三里对高血压、冠心病、肺心病、脑出血、动脉硬化等心脑血管疾病及虚劳诸证有很好的预防作用。

【按揉方法】 用食指尖点压按摩足三里,或用大拇指或中指按压、轻揉,至局部有酸胀感为度。

三阴交

【位置】 位于小腿内侧,内踝尖上3寸,胫骨内侧缘后方,左右各一穴。

【作用】 滋阴降火。适用于遗尿、尿闭、水肿、小便不利、脾胃虚弱、肠鸣、腹胀、足痿、脚气、肌肉疼痛、湿疹、荨麻疹、失眠、头痛头晕、两胁下痛。

【按揉方法】 用大拇指或中指按压三阴交,每次按压5分钟,每天2次,左右交替按揉,按压时应有酸胀、发热的感觉。因有催产作用,孕妇忌揉。

涌泉

【位置】 位于足底,足掌的前1/3,弯曲脚趾时的凹陷处,左右各一穴。

【作用】 滋养肾阴。对于头痛、头晕、咯血、咽喉肿痛、小便不利、便秘、足心热、奔豚气、昏厥、中暑、癫痫、小儿惊风等急症及神志病都有较好的疗效。

【按揉方法】 晚上洗脚后,双手搓热,以手心的劳宫穴(在手掌心,握拳屈指时中指尖处)对准涌泉穴,右手搓左脚,左手搓右脚,反复揉搓,至局部有热感为度,可以起到交通心肾、引火归源的作用。

➢ 艾灸疗法

平和质老年人可选用益气温阳的保健穴位,常用的包括关元、中脘、委中、足三里、三阴交等。每次灸2~3穴,每次10~15分钟,隔日1次,10天为1个疗程。

➢ 刮痧疗法

将红花油或万花油涂擦于穴位局部皮肤上,用手紧握刮痧板从上至下刮拭,用力宜均匀柔和,痛甚处应反复重刮,每次15分钟,刮拭出痧后再饮温开水或生姜汁糖水以发汗解表,隔日刮拭1次。

> ➤ 足浴保健

平和益气方

【组成】 党参30克,黄芪30克。

【用法】 将上药同入锅中,加水适量,煎煮30分钟,去渣取汁,倒入足浴器中,先熏蒸再足浴,每晚1次。10天为1个疗程。

【功效】 补益脾肺,强壮精神,缓解疲劳。

平肝明目方

【组成】 枸杞叶60克,白菊花30克。

【用法】 将以上药同入锅中,加水适量,煎煮30分钟,去渣取汁,倒入足浴器中,先熏蒸再足浴,每晚1次。15天为1个疗程。

【功效】 滋阴平肝,泻火明目。主治眼睛疲劳干涩。

益气养血方

【组成】 黄芪30克、当归30克。

【用法】 将上药同入锅中,加水适量,煎煮30分钟,去渣取汁,倒入足浴器中,先熏蒸再足浴,每晚1次。15天为1个疗程。

【功效】 益气养血。

> ➤ 运动养生

平和质老年人的运动主要以舒缓情志,维持体质为主,主要以平缓安静的运动为主。

适量的运动对于身体各个器官的代谢、运作、营养吸收有着不可忽视的作用,这点对于平和体质人群也很重要。一般来说,一个人每天需要半小时的运动量,而以有氧运动为好,可以每天坚持慢跑,多散步,或者常练太极拳、八段锦、瑜伽以及游泳。

运动量要适当,速度不能求快,做到脸不红心跳不剧烈为宜,或有少量流汗。对于女性来说,平时多做一些形体运动,拉伸肌肉,较利于曲线舒展。

下蹲运动

下蹲是最好的有氧经络运动,可活跃所有经络中的气血,加强足六经与督脉的活力,固肾精、强腰力,积蓄生命阳气,被称为超级健康法。对于糖尿病、免疫力低下、便秘等疾病有良好的防治作用。每人的身体素质不同,要量力而行、循序渐进。

下蹲的姿势有四种:高蹲、半蹲、全蹲、直起直蹲。下蹲的次数,以每组蹲20~30次为宜,根据自己的体质,每天可做2~3组。

万步行

掌握正确的步行姿势:步行之前要端正姿势,挺胸直背,抬头向前看,凝视前方6~8米。行进过程中要手握空拳,手臂弯曲小于90°,双臂前后摆动,但肘部不要超过胸骨。收腹提臀,骨盆稍向前倾。同时调整正确的呼吸,伴随步行的速度,有节奏地深呼吸。

掌握有效的步行强度:即中等运动强度,就是人最大心率的65%~85%。可以通过主观感觉简易地评价运动强度,如感到"呼吸加快,有点喘",但又"可以与人正常交谈"。通常的散步是不会达到这种运动强度,尽管走了一万步,锻炼效果也不会很理想。但若喘得无法正常交谈,即超过了中等运动强度。

选择适合的地方步行宜选择空气清新、道路平坦之处,不要去烟尘多、噪音大的地方。可以固定在一个地点,也可以选择几个地点,今天去鸟语花香的公园,明天到湖畔、江边,意在使心境舒畅,让四肢舒缓、协调地摆动,全身关节筋骨得到适度的活动。

运动前、中及后应注意补充水分,不要在特别饥饿的情况下运动,尤其是慢性病症患者；也不宜在饱腹后立即开始步行运动，最好休息1小时后，再逐渐由慢速开始步行运动。不要过分大步行走，也不要盯着地面；行走时不宜负重，对于体重超重的个体，步行时间不宜太长，应多设置步行的间歇。

 气虚质的中医养生

> ## 气虚质人群的体质特征

气虚质从性质上说属于虚性体质，是肺、脾、肾功能失调，导致气的化生不足，用几个的词语概括就是疲乏、气短、出汗。通俗地说，气虚质就是就是经常感觉累，能量好像比别人低弱，如说话没劲，低声低气，别人都要侧着耳朵听，说话音域很低；这类人的耐力很差，爬三四层楼就气喘吁吁，跑步只能跑一两千米；而且容易出汗，连吃饭的时候也经常身上冒汗。除此之外，还经常感冒、流鼻涕、打喷嚏，甚至更严重的是，气虚会导致胃下垂、脱肛、女性子宫下垂等。中医学认为，气虚质人群内脏功能不强，常因外邪或内在饮食积滞产生内热等虚实夹杂之症。

> ## 起居调摄

环境起居

《黄帝内经》曰："久卧伤气……劳则气耗……"故气虚之人不宜久卧和过劳。春夏主生长，秋冬主收藏，春夏季宜早起，秋冬季宜晚起。热则耗气，夏当避暑；冬当避寒，以防感冒；避免过劳伤正气。

饮食调养

气虚质人群不宜多食生冷苦寒、辛辣燥热、滋腻、难于消化的食品,少吃耗气的食物如生萝卜、空心菜等。宜常食益气健脾的食物,如糯米、小米、山药、红薯、马铃薯、胡萝卜、鸡肉、牛肉、黄鱼、鲢鱼、桂圆肉、大枣等,也可通过药膳来调补,如当归黄芪炖鸡、参芪大枣粥等。

精神调适

气虚之人劳累或思虑后易神疲乏力、四肢酸懒,故应清净养藏,祛除杂念,不躁动,少思虑。

药物调理

中草药保健品可选主含人参、黄芪、党参的益气健脾类,冬季食红参佳,夏季食西洋参(花旗参)佳。中成药可选择归脾丸或补中益气丸调补,病后或乏力甚也可选十全大补丸补益气血。脾气虚,宜选四君子汤,或参苓白术散;肺气虚,宜选补肺汤;肾气虚,多服肾气丸。

➤ 经络腧穴保健

肺主气司呼吸,主宣发肃降;脾为气血生化之源,后天之本;肾为先天之本。气虚体质者往往正气不足,尤其是脾、肺、肾功能较低,所以经络保健应以补益气血为原则。气虚体质者可以每次选择下面几个特效穴位中的2~4个穴位进行点按、艾灸、拔罐,坚持就能取得很好的调养效果。

气海

【位置】 在前正中线,脐下1.5寸。

【作用】 补气要穴。具有温阳益气、化湿理气的作用。对于湿邪引起的气机不畅而导致的腹痛、泄泻、便秘等肠腑病证,中风脱证、羸瘦无力等气虚病证均有良好的疗效。

【按揉方法】 以右掌心紧贴气海穴,顺时针方向按摩100~200

次；再以左掌心，逆时针按摩100~200次，按摩至有热感为度。

关元
见"平和质的中医养生"。

足三里
见"平和质的中医养生"。

肺俞
【位置】　位于背部，第3胸椎棘突下，旁开1.5寸，对称于脊柱，左右各一穴。
【作用】　调补肺气。对与呼吸系统疾病有关的病证，如哮喘、咳嗽、呕吐等，可以起到宽胸理气、降逆止咳的功效。
【按揉方法】　用手掌根部按揉肺俞，至局部酸胀感为度。

脾俞
【位置】　在背部，第11胸椎棘突下，旁开1.5寸，对称于脊柱，左右各一穴。
【作用】　健脾理气。对于腹胀、腹泻、呕吐、便血等胃肠腑病和背痛有良好的疗效。
【按揉方法】　用手掌根部按揉脾俞，至局部酸胀感为度。一般采用艾灸或者拔罐。

百会
【位置】　位于头顶，两耳尖连线与正中线交点处。
【作用】　升阳举陷。百会是各经脉气聚之处，起着调节机体阴阳平衡的重要作用。对于眩晕、头痛等肝阳上亢证，中风、癫狂、健忘、不寐、痴呆等心脑病证，脱肛、泄泻等中气下陷诸证有明显的效果。常按百会穴可以清神醒脑，增强记忆力。

【按揉方法】 以食指指腹轻轻按压百会,同时呼气、沉肩,将力度作用于手指,按顺时针和逆时针方向各按摩50圈,每日2~3次。

太渊

【位置】 位于腕掌侧横纹桡侧,桡动脉搏动处,左右各一穴。

【作用】 补益肺气。适用于心动过速、脉管炎、桡腕关节及周围软组织疾患。

【按揉方法】 用大拇指指腹按揉太渊,力度稍以有疼痛感为宜。老年人按摩动作要轻揉,至有酸胀感为度。

➤ 艾灸疗法

经常温和灸阳明经可以益气补血、调和脾胃;同时艾灸腹部周围穴位能调理气血、通和上下、充实五脏,从而达到养生保健的目的。常选用足三里、关元、百会、气海等穴,将艾条的一段点燃后,对准穴位熏烤,艾条距离皮肤2~3厘米,感觉皮肤温热但不灼热,每次灸13~30分钟,至局部皮肤产生红晕为度,隔日灸1次。也可用艾灸盒灸,疗程同上。

➤ 刮痧疗法

用刮痧板以经络循行路线,从前发际至后发际刮拭全头,稍感发热即可,可起到升发阳气,改善中气下陷的状况。

➤ 足浴保健

益气健脾方

【组成】 党参30克,白术30克,茯苓20克。

【用法】 将上药同入锅中,加水适量,煎煮2次,每次30分钟,合并滤液,倒入足浴器中,先熏蒸再足浴,每晚1次。15天为1个疗程。

【功效】　补脾肺气,增强抵抗力。

益气活血方

【组成】　黄芪30克,贯众30克,当归20,川芎20克。

【用法】　将上药同入锅中,加水适量,煎煮2次,每次30分钟,合并滤液,倒入足浴器中,先熏蒸再足浴,每晚1次。15天为1个疗程。

【功效】　补气活血,增强抵抗力。

益气安眠方

【组成】　黄芪30克,生地20克,夜交藤20克。

【用法】　将上药同入锅中,加水适量,煎煮2次,每次30分钟,合并滤液,倒入足浴器中,先熏蒸再足浴,每晚1次,15天为1个疗程。

【功效】　补气养阴,安神助眠。

➢ 运动养生

气虚质人群往往喜静恶动,不利于气血的运行。运动有助于气血通达周身,使身体各部分滋养充分,能力充足,从而有利于气的生成。但气虚质人群由于自身体能偏低,过度运动会导致疲劳、喘咳、眩晕等不良反应。

因此,气虚质人群不宜进行大运动量的体育锻炼,根据"量力而行,适可而止,循序渐进,贵在坚持"的基本原则,可选择一些比较柔缓的体育运动,如散步、慢跑、保健操及舞蹈等,尤其适宜练太极拳、太极剑、八段锦、坐式练功法等,通过这些运动强身健体,可益脾肺,固肾气,壮筋骨,逐渐改善体质状态,增强机体的免疫功能。

运动时应采取低强度、多次数的运动方式,每次运动的时间不宜过长,强度不宜过强,做到"形劳而不倦",多进行四肢柔韧性的训练,如伸腰、压腿等,注意呼吸深度和呼吸的均匀平稳,避免猛力和长久憋气。

晨起或晚间锻炼，要避免大运动量的活动，以免汗出过度，气随汗而耗散。可在空气清新的地方进行深呼吸锻炼，以增加肺活量；饭后或睡前摩腹，有利于脾气运化功能的正常发挥；摩擦腰部，以强壮肾气。

坐式练功法

屈肘上举

端坐，两腿自然分开，双手屈肘侧举，手指伸直向上，与两耳平。然后，双手上举，以两胁部感觉有所牵动为度，随即复原。连做10次。

抛空

端坐，左臂自然屈肘，置于腿上，右臂屈肘，手掌向上，做抛物动作3~5次。然后，右臂放于腿上，左手做抛空动作，与右手动作相同。每日做5遍。

摩腰

端坐，宽衣，将腰带松开，双手相搓，以略觉发热为度。将双手置于腰间，上下搓摩腰部，直至感觉发热为止。

"吹"字功

直立，双脚并拢，双手交叉上举过头，然后弯腰，双手触地，继而下蹲，双手抱膝，心中默念"吹"字。连续做10余次。

荡腿

端坐，两脚自然下垂。先慢慢左右转动身体3次，然后两脚悬空前后摆动10余次。

阳虚质的中医养生

➤ 阳虚质人群的体质特征

阳在中医里面主要是指人体温煦、体格、运动方面的功能。阳虚即人体脏腑功能活力不足，温煦功能减退，出现恶寒喜暖的症状。因此这种人平时畏寒喜热或体温偏低，耐夏不耐冬，喜食温热食物。对外界的寒湿邪气反应也很敏感，冬天容易生冻疮。当受到病邪侵袭后多也化为寒症，病程中也不容易发热或热势低，等阴盛阳虚的症状表现。因此，补阳的食物或药物都有御寒的作用，尤其入冬后食用这类药物或食物对畏寒的阳虚体质者能提高其抵抗能力。导致阳虚的原因或是因为先天不足，或因为久病导致体虚，或者是寒邪损伤阳气。

➤ 起居调摄

环境起居

平时多进行户外活动，以舒展阳气，天气湿冷时尽量减少户外活动。注意足下、背部及下腹部的防寒保暖。春夏培补阳气，夏季要避免长时间呆在空调房间，不露宿室外，睡觉时不直吹电扇，开空调室内外温差不要过大，避免在树荫、水亭及过堂风大的过道久停。秋冬避寒就温，多日光浴。

饮食调养

如血压正常，多食有温补阳气作用的食品，如羊肉、狗肉、带鱼、虾、核桃、生姜、干姜、洋葱、韭菜、辣椒、花椒、胡椒等，不宜过食生冷食物，少饮绿茶。药膳可选择苁蓉酒或鹿茸酒或虫草酒、虫草老鸭汤、当归生姜炖羊肉等。"春夏养阳"，夏日三伏每伏食附子粥或羊肉附子汤一次。

精神调适

中医认为，阳虚是气虚的进一步发展，故而阳气不足者常表现出情绪不佳，易悲哀，故必须加强精神调养，要善于调节自己的情感，去忧悲，防惊恐，和喜怒，消除不良情绪的影响。

药物调理

可选补阳祛寒、温养肝肾之品，如鹿茸、海狗肾、蛤蚧、冬虫夏草、巴戟天、仙茅、肉苁蓉、补骨脂、杜仲等。中成药可选择金匮肾气丸、六君子丸常服调补。补品以冬虫夏草、鹿角胶、紫河车（人胎盘）为宜，但不能多服久服，也可选择冬令膏方调理。偏心阳虚者，可常服桂枝甘草汤加肉桂，虚甚者可加人参；偏脾阳虚者可选择理中丸或附子理中丸。

➤ **经络腧穴保健**

阳虚质人群经络腧穴保健以温化水湿，畅通气血，温补阳气。神阙、气海、关元、中极这4个穴位有很好的温阳作用，此外涌泉、百会、申脉也有较好的温阳作用。可以在三伏天或者三九天，尤其在阴历月末的晦日（晦日是指阴历每月的最后一天，即大月三十日、小月二十九日），也就是最热或最冷的时候，选择1~2个穴位用艾条温和灸。

神阙

【位置】 在腹部，肚脐中央。

【作用】 温补元阳。适用于关节炎、肩周炎、坐骨神经痛、前列腺肥大、荨麻疹、过敏性鼻炎、周围性面神经麻痹、慢性溃疡性结肠炎等病证。

【按揉方法】 双手交叉重叠置于肚脐上，稍用力，快速、小幅度地上下推动，至局部有酸胀感为度。

气海

见"气虚质的中医养生"。

关元

见"平和质的中医养生"。

中极

【位置】 位于前正中线上,脐下4寸。

【作用】 温阳利湿,补益肾气。缓解治疗积聚冷痛、冷气时上冲心、脐下疝绕脐痛、冲胸不得息、肾炎、精力不济、冷感症等。

【按揉方法】 双手交叉重叠置于中极,稍用力,快速、小幅度的上下推动,至局部有酸胀感为度。

命门

【位置】 位于腰部,后正中线上,第2腰椎棘突下凹陷中。

【作用】 行气血、调阴阳。可用于腰骶疼痛、下肢痿痹;遗尿、尿频等泌尿生殖系统疾病。

【按揉方法】 两腿分开,与肩同宽,左右手空半握拳,放于腰际,然后一拳击打神阙(即肚脐处),同时一拳击打命门,交替进行,共打36下,早、晚各1次,力度以自己适宜为主。

中脘

【位置】 位于前正中线上,脐上4寸。

【作用】 健脾益胃。对于胃痛、腹胀、呃逆、吞酸、泄泻、黄疸等脾胃病,癫狂、失眠等均有疗效。

【按揉方法】 双手交叉重叠置于中脘上,稍用力,快速、小幅度地上下推动,至局部有酸胀感为度。

百会

见"气虚质的中医养生"。

> 艾灸疗法

　　阳虚质的人群宜用温灸法，取0.2~0.4厘米厚的鲜姜一块，用针穿刺数孔，盖于脐上，然后置小艾炷或中艾炷于姜片上点燃施灸。每次3~5壮，隔日1次，每月灸10次，最好每晚9点钟进行。每次以灸至局部温热舒适，灸处稍有红晕为度。

> 刮痧疗法

　　用刮痧板涂抹适量刮痧油，沿膀胱经第1侧线（脊柱旁开1.5寸）反复刮拭，有疏通经络，温阳补肾的作用。

> 足浴保健

回阳方
【组成】　附子30克，干姜30克。
【用法】　将上药同入锅中，加水适量，煎煮30分钟，去渣取汁，倒入足浴器中，先熏蒸再足浴，每晚1次。15天为1个疗程。
【功效】　温补脾肾，御寒回阳。主治畏寒怕冷，手脚发凉。

助阳方
【组成】　桂枝30克，细辛10克。
【用法】　将上药同入锅中，加水适量，煎煮30分钟，去渣取汁，倒入足浴器中，先熏蒸再足浴，每晚1次。15天为1个疗程。
【功效】　温补脾肾，御寒回阳。主治畏寒怕冷，手脚发凉。

温补方
【组成】　淫羊藿30克，生姜30克。
【用法】　将上药同入锅中，加水适量，煎煮30分钟，去渣取汁，倒入足浴器中,先熏蒸再足浴,每晚1次。15天为1个疗程。

【功效】 温补脾肾,御寒回阳。主治畏寒怕冷,手脚发凉。

➤ 运动养生

"动则生阳",根据中医理论"春夏养阳,秋冬养阴"的观点,阳虚质者的锻炼时间最好选择春夏天,一天中又以阳光充足的上午为最好的时机,其他时间锻炼则应当在室内进行。适当进行户外有氧运动,如慢跑、散步、骑自行车、做广播操、舞蹈等舒缓柔和的运动,也可采用传统的太极拳、八段锦、五禽戏等功法都会让全身各个部位活动起来,促进血液循环改善体质;适当的短距离跑和跳跃运动,如跳绳等可以振奋阳气,促进阳气的生发和流通,同时可适当做空气浴和日光浴。

运动强度不能过大,尤其注意不可大量出汗,以防汗出伤阳;宜控制在手脚温热、面色红润、微微出汗为度。每天锻炼30~60分钟,持之以恒。在夏季不宜做过于剧烈的运动。

 阴虚质的中医养生

➤ 阴虚质人群的体质特征

阴虚质或是因先天不足,如孕育时父母气血不足,或年长受孕,早产等;或是后天失养,如房事过度,纵欲耗精,或工作和生活压力大,起居没规律,积劳阴亏,或大病之后,尤其曾患出血性疾病等;或因年少之时,血气方刚,阳气旺盛导致阴虚质。阴阳者,水火也。阴就好比生活中的水分,阴液亏少,机体失去水分的濡润滋养。阴虚质常见表现主要分为两大类:干燥和虚热,如口燥咽干、鼻微干、大便干燥、小便短、眩晕耳鸣、两目干涩、视物模糊、皮肤偏干、易生皱纹、舌少津少苔、脉细等;同时由于阴不制阳,阳热之气相对偏旺而生内热,故表现为一派虚火内扰的证候,可见手足心热,口渴喜冷饮,面色潮红,有烘热感,唇红,睡眠差,舌红脉数等。阴虚水少,所以阴虚质一般形体瘦长,虚火内扰则表现为性情急躁,外向好动,活泼。阴虚则火旺,所以不喜欢阳热炽盛的夏季,也不喜欢气候干燥的秋季,喜欢阴盛偏寒的冬季,因为冬季的阴寒可以制约体内虚火,使人体感觉舒爽。

> **起居调摄**

环境起居

夏应避暑,多去海边高山,不在高温下工作。秋冬要养阴,居室应安静。不熬夜,不剧烈运动。居处尽量寒温适宜,空气新鲜,夏季宜阴凉,冬季注意保暖。

饮食调养

饮食宜清淡,远肥腻厚味、燥烈之品(包括葱、姜、蒜之类),可常以枸杞、麦冬泡茶饮或食枸杞菊花粥,宜多食梨、百合、银耳、木瓜、菠菜、无花果、冰糖、茼蒿、黑木耳、黑芝麻、绿豆、糯米、乌贼、龟、鳖、螃蟹、牡蛎、鸭肉、猪皮、豆腐、牛奶等性甘凉滋润的食物。喝沙参粥、百合粥、枸杞粥、桑葚粥、山药粥。

精神调适

阴虚质人群由于身体内阴液缺乏而容易虚火上扰,精神特点常常表现为性情急躁、外向好动、过于活泼、时常心烦易怒。而这种情绪上的亢奋反而更加加重虚火的外跃,加速消耗阴血,助生燥热,加重阴虚体质的偏颇,成为恶性循环。因此,应当学会调节、缓和亢奋的情绪,释放烦闷,安神定志,舒缓情志。学会正确对待喜与忧、苦与乐、顺与逆,保持稳定平和的心态;循《黄帝内经》"恬澹虚无"、"精神内守"之法,平素加强自我修养,养成冷静、沉着的处世态度,避免与人争吵。恼怒伤肝,注意调畅情志,少生气。

药物调理

中草药保健品宜选主含熟地、鳖甲、龟板、枸杞等滋补肝肾之品；中成药可选择知柏地黄丸常服。"春夏养阳，秋冬养阴"，也可选择冬令膏方调理。可用滋阴清热、滋养肝肾之品，如女贞子、山茱萸、五味子、旱莲草、麦冬、天门冬、黄精、玉竹、枸杞等药。常用方有六味地黄丸、大补阴丸等。如肺阴虚（潮热盗汗，痰有血丝），宜服百合固金汤；心阴虚（烦热失眠），宜服天王补心丸；脾阴虚（口干便秘），宜服慎柔养真汤；肾阴虚（腰酸乏力，小便色黄），宜服六味地黄丸；肝阴虚（口苦黏腻，胁肋胀痛），宜服一贯煎。

➤ 经络腧穴保健

对于阴虚质人群来说，如果身体有什么不适，针灸并不是首选的治疗手段，这是因为阴虚质的人一般在针灸的时候疼痛感会比较明显。阴虚质人群选用饮食调理会比较好，当然，如果能通过刺激一些具有养阴生津作用的穴位，以及对特定经络的刮痧，使阴虚体质者达到滋补阴气，改善阴虚体质的目的，此为最佳的选择。

阴虚质的老年人经络保健以滋补肝肾，养阴降火为主。常用的补阴穴位有三阴交、太溪、照海、天突、承浆、鱼际、迎香、合谷、肾俞、命门、商阳等。

三阴交

见"平和质的中医养生"。

太溪

【位置】　在足内侧，内踝后方，内踝尖与跟腱之间的中点凹陷处。左右各一穴。

【作用】　滋补肾阴。适用于头痛、咽喉肿痛、齿痛、耳聋等肾虚性五官病证，腰脊痛及下肢厥冷、内踝肿痛，气喘、胸痛、咯血等肺部疾患,失眠、健忘等肾精不足证。

【按揉方法】 用大拇指或中指按压太溪,每次按压5分钟,左右交替按揉,按压时应有酸胀、发热的感觉。

照海

【位置】 位于足内侧,内踝尖下方凹陷处。左右各一穴。

【作用】 滋补肾阴。对于咽干痛、目赤肿痛等五官热性病证,小便不利等泌尿系统疾病,下肢痿痹等病证有良好的缓解作用。

【按揉方法】 用大拇指或中指按压照海,每次按压10分钟,每天2次,左右交替按揉,按压时应有酸胀、发热的感觉。在按摩时,要闭口不能说话,感到嘴里有津液出现,一定要咽到肚子里去,这是古人说的吞津法。

肾俞

【位置】 位于背部,在腰部第2腰椎棘突下,旁开1.5寸。左右各一穴。

【作用】 滋阴降火。适用于腰痛、耳聋、耳鸣等,以及遗尿、遗精、阳痿等生殖泌尿系统疾病。

【按揉方法】 双手握拳,拳心虚空,拳背轻贴肾俞,轻轻敲打,每次5分钟即可。

命门
见"阳虚质的中医养生"。

阴陵泉
见"痰湿质的中医养生"。

➤ 刮痧

阴虚质人群通过刮痧刺激足太阴膀胱经、手太阴肺经、任脉,或足太阴脾经、足少阴肾经的相应穴位,可以达到活血通络、养阴补肾的功效。

◇ 用刮痧板刮拭足太阴膀胱经——双侧肺俞、肾俞,以皮肤发红为宜。

◇ 用刮痧板刮拭任脉——神阙至关元,以皮肤发红为宜。

◇ 用刮痧板刮拭手太阴肺经——双侧列缺至太渊,以皮肤发红为宜。

➤ **足浴保健**

养阴聪耳方

【组成】 熟地30克,桑葚30克,石菖蒲15克。

【用法】 将上药同入锅中,加水适量,煎煮30分钟,去渣取汁,倒入足浴器中,先熏蒸再足浴,每晚1次。15天为1个疗程。

【功效】 滋补肝肾,养阴聪耳。主治耳鸣听力减退。

聪耳明目方

【组成】 制首乌60克,枸杞叶30克,石菖蒲15克。

【用法】 将上药同入锅中,加水适量,煎煮30分钟,去渣取汁,倒入足浴器中,先熏蒸再足浴,每晚1次。15天为1个疗程。

【功效】 滋补肝肾,聪耳明目。主治耳鸣听力减退,视力下降,眼睛疲劳干涩。

养阴明目方

【组成】 石斛30克,枸杞叶30克,谷精草30克。

【用法】 将上药同入锅中,加水适量,煎煮30分钟,去渣取汁,倒入足浴器中,先熏蒸再足浴,每晚1次。15天为1个疗程。

【功效】 滋阴平肝,泻火明目。主治视力下降,眼睛疲劳干涩。

泻火明目方

【组成】 枸杞叶60克,白菊花30克,决明子30克。

【用法】 将上药同入锅中,加水适量,煎煮30分钟,去渣取汁,倒入足浴器中,先熏蒸再足浴,每晚1次。15天为1个疗程。

【功效】 滋阴平肝,泻火明目。主治视力下降,眼睛疲劳干涩。

> **运动养生**

阴虚质人群只适合做中小强度、间断性的锻炼,其运动锻炼应重点调养肝肾之功,如打太极拳、太极剑、八段锦、内养操、长寿功、固精功、保健功、咽津功等动静结合的传统健身项目。

阴虚质人群由于阳气偏亢,不宜进行剧烈运动,要避免在炎热的夏天或闷热的环境中运动,以免出汗过多,损伤阴液。锻炼时要控制出汗量,以微微汗出为妙,及时补充水分。皮肤干燥甚者可多游泳,不宜洗桑拿。

咽津功

预备式:姿势采用静坐、静卧、静站均可。宁心静气,调匀呼吸,鼻息口呼,轻吐三口气。

叩齿:口唇轻闭。首先上、下门齿叩击9次,然后左侧上、下牙齿叩击9次,右侧上、下齿叩击9次,最后上、下门齿再叩击9次。

搅舌:用舌头贴着上、下牙床、牙龈、牙面来回搅动,顺时针9次,逆时针9次,左、右各18次,古代养生家称之为"赤龙搅海"。

漱津:搅舌后口中津液渐多,口含唾液用两腮作漱口动作36次。

咽津:漱津后,将津液分3次缓缓咽下,注意在吞咽时,要注意守丹田,好像把唾液送到丹田一样。

内养操

预备式:面向南方,两足分立同肩宽,足尖向前,全身松静自然,口微闭,齿微张,舌轻抵上腭,目守祖窍(两眼之间);鼻吸鼻呼,自然吐纳,静养2分钟将口中津液缓缓咽下。

采气连三田:两手由体侧移至腹前脐下3寸("寸"指同身寸,下同)处,掌指相对,掌心向上;徐徐抬臂,双掌置于眉前一拳处,随式用鼻轻、缓、匀、长吸气,腹部随之轻轻鼓起。双掌内旋180°,掌心向下,缓缓下降至脐下3寸处;随式轻、缓、匀、长呼气,腹部随之轻缓内收。反复习练,默数24息(以下各式均同)。

推舟气通关:双手由体侧移至脐下3寸,掌心向内,掌距一拳,掌指向上,徐徐上举平肩,置于肩前两拳处,随式吸气;双掌外旋180°,掌心向外,掌指向上,轻缓向前平推掌,随式呼气;双掌内旋180°,掌心向内,掌指向上,轻缓屈臂平收,掌置于肩前两拳处,随式吸气,再向前平推掌,呼气。默念至第24息吸气,平收掌后,双掌向体侧自然下降置于体侧,随式呼气。

托天理三焦:双手由体侧移至脐下3寸,掌心向内,掌指向上,徐徐上举过头后双掌外旋180°,掌心向上,头微后仰,目视双掌,随式吸气;双掌外旋90°后轻缓向体侧划弧,置于体侧,随式呼气。吸上呼下,反复练习。

浮沉益脾胃:双掌外旋90°,掌心向前,小臂从体侧徐徐上浮(抬),随之屈肘,双掌向胸膻中穴前一拳处划弧,掌指相对,掌心向下,随式吸气;双掌轻缓下沉至脐下3寸处后,移归体侧,随式呼气。

收功:双目轻闭,自然吐纳,静养2分钟后缓缓咽下津液,然后轻睁双目,缓行百步(室内原地轻踏步百次)。

 痰湿质的中医养生

➤ **痰湿质人群的体质特征**

生活中,我们经常可以见到胖人,但胖人也是有区别的,有的胖人胖得很健康,比如篮球明星可以胖得很帅,体型匀称、肌肉结实,但有些胖人就不一样了,胖得成了病态,这在中医体质学上,属于痰湿质。痰湿质是指当人体气血津液运化失调,水湿停聚,聚湿成痰而成痰湿内蕴表现,常表现为体形肥胖,腹部肥满,胸闷,痰多,容易困倦,身重不爽,喜食肥甘醇酒,舌体胖大,舌苔白腻,多因寒湿侵袭、饮食不节、先天禀赋、年老久病、缺乏运动而发病,常随痰湿留滞部位不同而出现不同的症状,发病倾向为易患消渴、中风、胸痹等,对梅雨及湿重环境适应力差。

> **起居调摄**

环境起居

保持居室干燥,衣着应透湿散气,远离潮湿环境,平时有阳光时多户外活动,经常晒太阳以舒展阳气,调达气机。阴雨季天气湿冷时则要减少户外活动,避免受寒雨侵袭。

饮食调养

饮食宜清淡,少食肥甘厚腻、生冷之品,酒类也不宜多饮,且勿过饱。多吃蔬菜、水果,尤其是一些具有健脾利湿,化痰祛痰作用的食物,宜多食山药、薏苡仁、扁豆、萝卜、洋葱、冬瓜、红小豆等;药膳可选择白茯苓粥、薏苡仁粥、赤小豆粥,都具有健脾利湿之效。少食甜黏油腻之物,少喝酒,勿过饱。

精神调适

痰湿质人群易神疲困顿,要多参加各种活动,多听轻松音乐,以动养神。

药物调理

痰湿质人群平素可常服六君子丸或肾气丸以绝痰湿生化之源,也可请医生开平胃散调理,重点调补肺脾肾。可用温燥化湿之品,如半夏、茯苓、泽泻、瓜蒌、白术、车前子等。若肺失宣降,当宣肺化痰,选二陈汤;若脾不健运,当健脾化痰,选六君子汤或香砂六君子汤;若肾不温化,当选苓桂术甘汤。

> ➤ 经络腧穴保健

痰湿质往往是由于脾的失调引起的,因为"痰"的产生主要就是由于各种原因导致脾的运化功能失调,营养不能被人体充分利用而转化成了半成品—痰湿,所以有"脾为生痰之源"的说法。而经络调养主要是通过推拿按摩脾胃经或点按这些经络上的穴位,来达到健脾利湿、祛痰的功效。痰湿质老年人的经络保健以健脾益气、利湿化痰为主。

承山

【位置】　位于小腿后面,当伸直小腿或足跟上提时,腓肠肌肌腹下出现的尖角凹陷处即是。左右各一穴。

【作用】　运化水湿。双侧承山配伍肩井(位于肩上,前直乳中,当大椎与肩峰端连线的中点,即乳头正上方与肩线交接处)可缓解颈腰背酸痛。

【按揉方法】　揉按承山时,开始只能轻轻地按、轻轻地揉,以感觉到酸胀微痛为宜,慢慢地可以加重手法,在能保障效果的情况下,应该尽量把疼痛减到最小。也可以在每天早上起床时,将两腿伸到床外,让承山穴正好搁在床沿上,两腿左右摆动,以按摩承山穴。

太冲

【位置】　位于足背侧,当第1跖骨间隙的后方凹陷处。左右各一穴。

【作用】　燥湿生风。配伍合谷主治头痛、眩晕、口㖞等。

【按揉方法】　先用温水泡脚10~15分钟,用双手拇指由涌泉穴向脚后跟内踝下方推按5分钟后,再由下向上推按至太冲5分钟。

丰隆

【位置】 位于小腿前外侧,外踝尖上8寸,距胫骨前缘两横指。左右各一穴。

【作用】 健脾化湿。适用于痰湿诱发的胸腹痛、呕吐、便秘、眩晕、烦心、面浮肿、四肢肿等症状。

【按揉方法】 用大拇指或中指按压丰隆,每次按压5分钟,每天2次,左右交替按揉,按压时以有酸、麻、胀的感觉为度。

地机

【位置】 位于小腿内侧,在胫骨内侧踝后下方,下3寸处。左右各一穴。

【作用】 健脾渗湿。适用于腹痛、腹泻等脾胃病证,小便不利、水肿等脾不运化水湿证。

【按揉方法】 用大拇指或中指按压地机,每次按压5分钟,每天2次,左右交替按揉,按压时以有酸、麻、胀的感觉为度。

天枢

【位置】 位于腹部,在肚脐两侧2寸处。左右各一穴。

【作用】 理气行滞。适用于腹痛、腹胀、便秘、腹泻、痢疾等胃肠病证。

【按揉方法】 双手交叉重叠置于天枢上,稍用力,快速、小幅度地上下推动,至局部有酸胀感为度。

胃俞

【位置】 位于背部,第12胸椎棘突下,旁开1.5寸。左右各一穴。

【作用】 宽胸理气,健脾和胃。适用于胃脘痛、呕吐、腹胀、肠鸣等脾胃疾病,以及背痛等病证。

【按揉方法】 用拇指按压胃俞,每次按压5分钟,每天2次,左右交替按揉,按压时以有酸、麻、胀的感觉为宜。

> 艾灸疗法

足三里、丰隆、天枢等均是具有健脾利湿、化痰功效的穴位,经常按揉、温灸这些穴位可以健脾化痰,去除有形和无形之痰,达到改善痰湿体质的效果。例如,艾灸足三里、气海,每次15分钟,隔日1次。

> 刮痧疗法

刮痧疗法可以促进体内的痰湿外排。可先涂刮痧油,用刮痧板与皮肤呈45°角在穴位区域从上往下刮,以皮肤潮红或出痧点为度。

> 拔罐

排罐可以起到疏通经络的作用。同时,还可以把对应的五脏六腑里的郁热给吸出来,达到祛风除湿、清热泻火、行气通络的功效。

受术者取俯卧位,在其背部膀胱经处排罐(在脊柱两边,从上到下依次进行)。身体强壮者罐与罐之间的距离不超过1寸,身体衰弱者罐与罐之间的距离相隔1~2寸,留罐10~15分钟。

> 足浴保健

和胃消脂方

【组成】 橘皮30克,鲜荷叶1张,炒麦芽30克,炒谷芽30克。

【用法】 将上药同入锅中,加水适量,煎煮30分钟,去渣取汁,倒入足浴器中,先熏蒸再足浴,每晚1次。7天为1个疗程。

【功效】 消食和胃,促进食欲。主治过食高糖、高脂食物等所致亚健康状态。

消食和胃方

【组成】 青皮30克,陈皮30克,焦山楂30克。

【用法】 将上药同入锅中,加水适量,煎煮30分钟,去渣取汁,倒入足浴器中,先熏蒸再足浴,每晚1次。7天为1个疗程。

【功效】 消食和胃,促进食欲。主治过食高糖、高脂食物等所致亚健康状态。

消食通便方

【组成】 槟榔30克,生山楂10克。

【功效】 消导化湿、通便降脂。

【用法】 将上药同入锅中,加水适量,煎煮30分钟,去渣取汁,倒入足浴器中,先熏蒸再足浴,每晚1次。7天为1个疗程。

➤ **运动养生**

痰湿体质人群体内痰湿郁久,则阴气鼎盛,阳气不举,阴盛阳衰,而常运动,微出汗,就能提升阳气,排逐湿邪,以强身健体,改善免疫功能,长久坚持就能起到改善痰湿体质的效用。运动锻炼以有氧运动为主,不宜操之过急,老年人应选择一些缓和、容易坚持的运动项目,根据身体素质适当选择如慢跑、游泳、武术、八段锦、五禽戏、太极拳、太极剑等,以及适合自己的各种舞蹈及球类运动;也可选择举重、平衡球等力量耐力锻炼以增加身体肌肉含量;也可选择站桩功、保健功、长寿功等养生功法,加强运气功法。

有氧运动宜选择环境优美、空气新鲜的地方,循序渐进,持之以恒,每次运动应坚持40分钟以上。活动量由小到大逐渐增强,以使脏腑功能得到锻炼,让疏松的皮肉逐渐转变成结实、致密的肌肉。

适当出汗,使湿邪排出,运动时间可选择14∶00~16∶00阳气极盛之时,但运动时不宜汗出过多、过急,尤其是秋冬季节见汗即可,循循排出避伤阳气;同时运动过程中应保持水的充足,防止出现脱水。运动出汗时,不要马上吹空调、风扇,不要马上冲凉,运动后不宜急速大量饮水。

马步站桩功

站桩功以站式为主,躯干、四肢保持特定的姿势,使全身或某些部位的松紧度呈持续的静力性的运动状态,从而保健强身,防治疾病的静功功法,要求不意守,不强求入静。

预备姿势:放松直立,两脚分开,与肩同宽,脚尖内扣10°左右;两臂自然下垂,掌心向内;身体中正,目视前方。

起势:掌心相对,两臂向前缓缓抬至与肩平;翻掌向上,屈肘收手,经腰间带脉处向后、向外、再向前划弧;翻掌向下,两臂略收回,置于体前,同时屈膝下蹲成马步站桩式。

站桩要领:两脚与肩同宽,两脚尖内扣10°左右,十趾抓地,但不要过分用力;屈膝下蹲,但膝不超过脚尖;收腹、提肛,圆档、松腰、松胯,含胸拔背;虚领顶劲,舌舐上腭,目视前方;鼻尖与肚脐的连线垂直于地面,百会与会阴的连线垂直于地面;虚腋,沉肩坠肘,前臂与地面平行,两前臂互相平行;中指根部与前臂成一直线,手掌成瓦状,手指成阶梯形,拇指与食指成鸭嘴形;上虚下实,面带微笑,自然呼吸。

湿热质的中医养生

➤ 湿热质人群的体质特征

中医学认为湿浊是一种侵害人体的邪气,有内湿和外湿之分。内湿是由于脾功能失调,不能正常运化和输布身体的津液而导致"水湿内停"产生的；外湿则是由于长期生活在潮湿的气候环境中，或者居住的环境太潮湿，或者淋雨涉水感受了湿邪，使得湿邪由外侵入人体。这两者相互独立又相互联系，体内有湿的人比一般人更容易感受环境中的湿邪。

重浊、黏滞是中医对湿邪特点的归纳，如身体沉重，像是被裹住的感觉。湿邪一旦侵入人体，则不能很快痊愈。

中医指的热是一类具有升腾特性的炎热邪气。"上火"是一种火邪为患的病变。人体一旦被这类邪气侵犯，就会表现出发热、红肿、烦躁这一类的症状，尤其容易生疮疖，最常见的就是痘痘。"大热不止，热盛则肉腐，肉腐则脓成"。就是中医对发痘痘的解释，它是热邪聚集在皮肤局部，不断炙烤，到一定程度后，皮肤就腐坏了，从而形成了痘。

通常湿热不分家。有了热，湿也跟着来了；一旦身体里蓄积了湿，热也就缠绵不断、分解不清了。那么这两者究竟是怎样纠结在一起的呢？夏、秋季是一年中湿热较重的时候，如果身体不够好，湿热邪气就会入侵。要是脾再来凑热闹，运化失调，湿浊之气就会蓄积体内，堆积在脏腑、经络之间。这时候，身体里的热就不断炙烤这些湿浊之气，就想大热天捂着一样东西。时间久了，自然就会产生一个热度，这就是中医说的"化热"，从而形成湿热体质。此外，阴虚生内热，这个热和湿结在一起也会形成湿热。湿于热纠结在体内，就表现出湿热方面的症状。湿热质的标志就是满脸长痘，口舌生疮。

➤ 起居调摄

环境起居

湿热质人群要避暑湿，不宜熬夜过劳，长夏应避湿热侵袭。居室常开窗通风，宜尽量保持干燥、空气清新，空调房呆得时间不宜过久。平时多进行户外活动，以舒展阳气，调达气机，湿热交蒸气候时尽量减少户外活动，避免受湿热之邪。

饮食调养

减少饮酒,可选择食物有薏苡仁、莲子、红小豆、绿豆、鸭肉、鲫鱼、苦瓜、黄瓜、芹菜、莲藕等。忌辛温滋腻,少喝酒,少吃海鲜,少食牛、羊肉。

精神调适

多参加开朗轻松的活动,放松身心。

药物调理

中成药可选泻青丸或甘露消毒丹常服调理,可用甘淡苦寒清热利湿之品,如黄芩、黄连、龙胆草、虎杖、栀子等。方药可选龙胆泄肝汤、茵陈蒿汤等。暂不宜用人参、黄芪、紫河车(人胎盘)等温补类保健品,也不宜服食膏方。

➢ **经络腧穴保健**

体内湿热明显者首选足太阳膀胱经进行治疗。足太阳膀胱经是人体循行部位最广的一条经络,也是穴位分布最多的经络,全身气血运行的大枢纽。所以,刺激足太阳膀胱经,可以疏通全身气血,将湿热瘀滞在体内的邪气排出体外。湿热质老年人的经络保健以疏利肝胆,清热利湿为主。

合谷

见"平和质的中医养生"。

八髎

【位置】　位于骶椎,分上髎、次髎、中髎和下髎,左右共八个穴位,分别在第1、2、3、4骶后孔中,合成"八穴"。

【作用】 清热利湿。适用于腰骶部痛、下腰痛、坐骨神经痛、下肢痿痹、小便不利、小腹胀痛等病证。

【按揉方法】 用拇指一次从上髎穴开始往下按压，每次约15分钟，以有酸、麻、胀感为度。

支沟

【位置】 位于前臂背侧，腕背横纹上3寸，尺骨与桡骨之间。左右各一穴。

【作用】 清热理气。适用于耳聋、耳鸣；胁肋痛；便秘；瘰疬等病证。

【按揉方法】 用大拇指按压支沟，每次按压5分钟，每天2次，左右交替按揉，按压时以有酸、麻、胀感为度。

支正

【位置】 位于前臂背面尺侧，腕背横纹上5寸。左右各一穴。

【作用】 清热通络。适用于头痛、项强、肘臂酸痛、热病、癫狂等病证。

【按揉方法】 用大拇指或中指按压支正，每次按压5分钟，每天2次，左右交替按揉，按压时以有酸、麻、胀的感觉为度。

➢ 刮痧疗法

刮痧可以促进体内的湿热外排。可先涂刮痧油，用刮痧板与皮肤呈45°角，在穴位区域从上往下刮，以皮肤潮红或出痧点为度。

➢ 足浴保健

清热利湿方

【组成】 蒲公英30克，生大黄20克，茵陈20克。

【用法】　将上药同入锅中,加水适量,煎煮30分钟,去渣取汁,倒入足浴器中,先熏蒸再足浴,每晚1次。7天为1个疗程。

【功效】　清热利湿。主治肝胆病、胃肠消化系统疾病。

清利聪耳方

【组成】　茵陈20克,黄连20克,连翘10克,石菖蒲10克。

【用法】　将上药同入锅中,加水适量,煎煮30分钟,去渣取汁,倒入足浴器中,先熏蒸再足浴,每晚1次。7天为1个疗程。

【功效】　清热利湿,聪耳。主治肝胆病、胃肠消化系统疾病、听力下降。

止痒方

【组成】　白癣皮30克,黄芩20克,黄柏10克,蛇床子10克。

【用法】　将上药同入锅中,加水适量,煎煮30分钟,去渣取汁,倒入足浴器中,先熏蒸再足浴,每晚1次。7天为1个疗程。

【功效】　清热解毒、消炎退热、止痒消肿。主治皮肤瘙痒。

➤ **运动养生**

湿热质人群体内阳气充足,内有蕴热,适合做大强度、大运动量、有益于心脏血脉的活动,如中长跑、游泳、爬山、球类、武术、瑜伽、广播操等,其中游泳是最佳选择;养生功法则以动桩功、保健功、长寿功为宜。使全身各部位都能活动,以助气血运行为原则。

在盛夏暑湿较重的季节,由于气温高、湿度大,应减少户外活动。可选择清晨或晚间相对凉爽时进行适量运动,有利于排湿毒。特别在春季要多做筋骨肌肉关节的舒展运动,以利肝胆功能的发挥。

瑜伽

瑜伽起源于印度,翻译为身与心的结合借由控制心灵的变化而得到的特殊经验。长期练习瑜伽能够修身养性、平静内心,增强抵抗力,促进血液循环、新陈代谢,改善心肺功能,增强生命力,减缓或消除各种慢性疾病。

清晨、早饭之前是瑜伽锻炼的最佳时间,傍晚或其他时间也可以练习,但要保证在空腹或饭后3~4个小时后练习,在多喝水的情况下,最好是在喝水后半小时才开始练习。一般早晨可以练习体位法,晚上多练习冥想,每天练习四十分钟左右。

早练精神

早上的床头瑜伽能为全天定调,并创造一种持续一整天的平静和满足,有以下四个步骤:

◇ 做2~3分钟深呼吸,在准备练习的过程中,能推动氧气在肌肉中的流动,获得平静安宁的精神状态。

◇ 平躺于床,双腿并拢,胳膊伸至两边,屈起右腿,膝盖搁在左腿上,转动头部,看右臂,保持此种状态10秒钟,换个方向再做一次。它能伸展胸部、臀部和脖子,刺激消化,活跃神经系统,提高警觉性。

◇ 平躺于床,双脚并拢,脚趾冲前,伸展双臂,过头,保持分开,与肩同宽,顺着指尖伸展双臂,肘部挺直,顺着足尖伸展双腿,保持此种状态10秒,正常呼吸。它能刺激循环和呼吸,改善姿势,提高自信,建立对内在力量的感觉。

◇ 平躺于床,双手搁前,掌心相对,伸手过头,保持掌心相对,屈右腿,单脚抵左腿内侧,如此保持10秒。它能伸展和定性肩膀、胳膊和背部,建立一个平静、积极的外在形象,提高注意力。

晚练安定

睡前的瑜伽功夫有安定作用,可选择三种练习方法:

◇ 猫与牛式:双臂张开与肩同宽,手心朝向地板,双膝打开与髋同宽,背部伸展平。闭上眼睛,吸气,拱起后背,抬起头,下巴朝向屋顶。呼气,下巴垂向胸部,把背部拱起来。

◇ 伸腿式：坐在地板上，双腿向前伸出，膝盖放松，脊柱伸直，吸气，然后呼气，从臀部开始向前伸，双臂伸出，够向脚趾，使脊柱和臀部放松，吸气到最开始的位置，做26次。

◇ 呼吸法：坐在椅子或双腿交叉坐在地板上，脊柱挺直，用手的拇指按住右鼻孔，通过左鼻孔呼吸1~2分钟来放松一下。

 血瘀质的中医养生

➢ **血瘀质的体质特征**

生活中，常见这样的人，不小心磕到身体某部位了，别人没事，他被磕的部位却很快起了一大块乌青，这是怎么回事？是这个人的体质出了问题，在中医体质学上，这种人属于血瘀质。血瘀质，就是血脉不流畅，就像管道被堵了一样。血瘀体质是指当人体脏腑功能失调时，易出现体内血液运行不畅或内出血不能消散而成瘀血内阻的体质，常表现面色晦黯，皮肤粗糙呈褐色，色素沉着，或有紫斑，口唇黯淡，舌质青紫或有瘀点，脉细涩。多因七情不畅，寒冷侵袭，年老体虚、久病未愈等病因而发病，常随瘀血阻滞脏腑经络部位不同而出现不同的症状，这类人群易患症瘕、痛症及血证。应以活血化瘀为总治则，平素注意调护改善血瘀体质防止疾病发生。

➢ **起居调摄**

环境起居

天气寒凉时注意保暖，居室也尽量保持温暖，外出活动锻炼以早晨9点后或下午为宜。血得温则行，居住宜温不宜凉；冬应防寒。作息规律,睡眠足够。

饮食调养

可常食山楂、红糖、丝瓜、玫瑰花、月季花、桃仁、油菜、大豆、黄豆、香菇等具有活血祛瘀作用的食物,如非酒精过敏,黄酒、葡萄酒或白酒可少量常饮,醋可多吃。

精神调适

血瘀质人群在精神调养上,要注意培养乐观的情绪。精神愉快则气血和畅,血液流通,有利于血瘀体质的改善。反之,此种体质者若陷入苦闷、忧郁情绪中则会加重血瘀倾向。保持心情的舒适顺畅对血瘀体质者的身体益处十分重要。

药物调理

可少量常饮桃仁红花酒,或请中医师开桃红四物汤调理,常进行全身按摩、药浴、足浴、足底按摩等能促进全身血液运行。可用当归、川芎、怀牛膝、徐长卿、鸡血藤、茺蔚子等活血养血的药物,成方可选四物汤等。若血瘀伴有气郁,当配伍疏肝理气药。若伴有气虚,当配伍益气健脾药。

➢ 经络腧穴保健

用保健按摩来缓解血瘀,原理是通过被动的运动来调节肌肉的收缩和舒张,以促进血液循环,使气血通畅、瘀者得疏、滞者得行,从而起到"活血化瘀"、"祛瘀生新"的作用。血瘀质老年人的经络保健以活血通络为主。常用的活血通络的穴位有膈俞、血海、印堂、膻中等。

膈俞

【位置】 位于背部,第7胸椎棘突下,旁开1.5寸。左右各一穴。

【作用】 活血化瘀。适用于呕吐、呃逆、气喘、吐血等上逆之证，以及贫血、瘾疹、皮肤瘙痒、潮热、盗汗等病证。

【按揉方法】 用大拇指或中指按压膈俞，每次按压5分钟，每天2次，左右交替按揉，按压时以有酸、麻、胀的感觉为度。

血海

【位置】 位于大腿内侧，屈膝，在髌骨底内侧缘上2寸，股四头肌内侧头的隆起处。左右各一穴。

【作用】 健脾统血。适用于瘾疹、湿疹、丹毒等血热性皮肤病。

【按揉方法】 用大拇指或中指按压血海，每次按压5分钟，每天2次，左右交替按揉，按压时以有酸、麻、胀的感觉为度。

膻中

【位置】 位于前正中线，两乳头连线的中点。

【作用】 宽胸理气。对于胸闷、咳喘、吐逆、心悸等症状有良好的缓解效果。

【按揉方法】 用拇指或中指指腹按摩膻中，力度以稍有疼痛感为宜。每次按摩10秒，6次为1遍，每天3~5遍。老年人按摩动作要轻揉。

肝俞

【位置】 位于人体的背部脊椎旁，第9胸椎棘突下，旁开二指宽处。左右各一穴。

【作用】 疏肝理气，降火退热，益肝明目，行气止痛。适用于肝病、失眠、吐血、目眩等病证。

【按揉方法】 用手掌根部按揉肝俞，力度以能承受为度。

委中

【位置】 位于膝关节后方，腘横纹中点。左右各一穴。

【作用】 活血化瘀。对于腰背痛、下肢痿痹等腰及下肢病证，及腹痛、急性吐泻；遗尿、小便不利、丹毒等病证有良好的效果。

【按揉方法】 按揉委中时,力度以稍感酸痛为宜,一压一松为1次,一般可连续按压20次左右。

➢ 足浴保健

冬季晚上热水泡脚到膝下,泡至通红,浑身发热。将小腿、脚掌擦干,用拇指反复点压揉按太冲、三阴交、血海、足三里,以局部感觉酸胀痛为度,然后再用清艾条温灸三阴交、足三里。

护心方

【组成】 银杏叶50克,槐花30克,丹参30克。

【用法】 将上药同入锅中,清水浸泡30分钟,加水2 000毫升煎汤,煮沸20分钟后去渣取汁,将汁倒入足浴器中,先熏蒸再足浴,每晚1次。20天为1个疗程。

【功效】 平肝活血,软化血管,降血脂。适用于防治心脑血管疾病。

护膝方

【组成】 当归30克,牛膝20克,干姜20克,桂枝10克。

【用法】 将上药同入锅中,清水浸泡30分钟,加水2 000毫升煎汤,煮沸20分钟后去渣取汁,将汁倒入足浴器中,先熏蒸再足浴,每晚1次。20天为1个疗程。

【功效】 活血散瘀、温经通络、补肾壮骨、温中回阳、祛风散寒、消肿止痛。主治颈肩酸软,腰椎间盘突出症,坐骨神经痛,双下肢麻木,膝、足跟骨刺增生。

活血温络方

【组成】 当归30克,川芎20克,红花20克,山楂10克。

【用法】 将上药同入锅中,清水浸泡30分钟,加水2 000毫升煎汤,煮沸20分钟后去渣取汁,将汁倒入足浴器中,先熏蒸再足浴,每晚1次。20天为1个疗程。

【功效】 养血活血,温经通络。适用于防治心脑血管疾病。

> 运动养生

现在越来越多的办公室一族成为血瘀质人群,就是由于久坐不动,气血不通造成的,所以运动对于改善此体质来说也很重要。由于"心主血脉",所以应该多做一些有益于心脏,促进气血运行的运动,如中慢速跑步、游泳、太极拳、太极剑、导引、易筋经、五禽戏、徒手健身操、保健按摩术、舞蹈、步行健身等都是适宜的运动项目,使全身气血畅通。

血瘀体质者平时生活中也要注意保暖,避免生冷,避免太久保持一个姿势。此外,此类人群一般心血管功能较弱,不宜做大强度的体育锻炼。

雷声大法:

"雷声"是将人体心、肝、脾、肺、肾五脏五气合一,再自丹田发出的喷发之声。在锻炼中突发"雷声",可使全身气血在体内鼓荡,引起血液畅流,将体内废气通过发声吐出,保持体内常存新鲜之气。

◇ 姿势:黎明时选择一空旷处,面对高墙,缩身下蹲,头竖,下颏内收,闭口扣齿,舌顶上腭,微吸气下沉到丹田。

◇ 第一声:起身,两肘相向而裹,十指自然分开,指尖向上,一齐向前上方相挫,掌与口平,同时丹田发力,对着墙壁喊"咦",发声最好能刺入耳膜。

◇ 第二声:再将十指曲成钩状,攥拳往下打坠,往下落时以右脚为支撑点,身子往前,曲左膝成90°,连同整个身子往下,左足落地时,丹田摧力,发一声"噫"。两手落到左膝内侧，左掌掌心向下，五指揸开向前，指尖不到膝前；右掌掌心向下，五指揸开向左前方，按到裆前护裆。头上顶，项竖，下颏内收，闭口扣齿，舌顶上腭，双目前视。

◇ 第三声：后退左足，与右足并齐，左手掌从左膝内侧，右手掌从裆前，两手一起随身体向两胯处收去，再顺两胯往上贴两肋，并发一声"呵"，声音雄壮震耳。

 气郁质的中医养生

➤ **气郁质的体质特征**

大家读过《红楼梦》吧，里面的林黛玉眼神抑郁、面孔忧愁、心态惆怅，给人感觉很不阳光。从中医体质学角度来说，属于典型的气郁质，主要表现在气不顺。气郁质人群常给人一种惆怅、不是很阳光的印象，内心很郁闷，对世间的很多事情都是比较低沉的，情绪低落，是抑郁症的主发人群。一般来说，气郁和人本身的性格有关，有的人平素性情急躁易怒，易激动，有的人经常郁郁寡欢，疑神疑鬼。这几种性格的形成，可能是先天遗传，也有可能是生活中受到精神刺激、突然惊吓、恐惧。有些人由于个人欲望得不到实现，长期忧愁、郁闷、焦虑等，有了心事也不愿意讲出来，自己也不能化解，时间一长，堵在心里的怨气越来越多，就觉得心烦胸闷，引起气机运行不畅。中医认为，人体"气"的运行主要靠肝的调节，气郁主要表现在肝经所经过的部位气机不畅，所以又叫做"肝气郁结"。

➤ **起居调摄**

环境起居
室内常通风，装修宜明快亮丽。阴雨天调节好情绪。多进行户外

活动,以舒展阳气,调畅心情。

饮食调养

宜多食能行气的食物,如高粱、蘑菇、柑橘、荞麦、洋葱、萝卜、大蒜、苦瓜等。可少量饮酒,以活动血脉,提高情绪。

精神调适

有意识地培养自己开朗、豁达的性格,多参加有益的社会活动。结交知心朋友,及时向培养倾诉不良情绪,寻求培养的帮助。"不识庐山真面目,只缘身在此山中",他人的一席"过来之谈",很可能给人"柳暗花明又一村的感觉"。过度思虑,会使脾胃不运、消化不良,出现腹胀、食欲不振、善太息(常叹气)、大便不畅等。努力培养一些兴趣爱好,听听音乐,适当运动,多和人交流进行自我调节,保持心情舒畅,气机调畅。"喜胜忧",要主动寻快乐,常看喜剧、励志剧、听相声,勿看悲苦剧。多听轻松开朗音乐,多社交活动以开朗豁达。

药物调理

常用香附、乌药、川楝子、小茴香、青皮、郁金等疏肝理气解郁的药为主组成方剂,如越鞠丸等。若气郁引起血瘀,当配伍活血化瘀药。

➤ 经络腧穴保健

气机的舒畅与肝的关系密切,足厥阴肝经的穴位可以调理气机的运行,改善气郁质体质。常用的有太冲、人中、行间、肝俞、膈俞等。

太冲

【位置】 位于足背侧,当第1跖骨间隙的后方凹陷处(第1、2趾跖骨连接部位中)。

【作用】 疏肝解郁。适用于头痛、眩晕、疝气、月经不调、癥闭、遗尿、癫痫、胁痛、腹胀、黄疸、呕逆、咽痛嗌干、目赤肿痛、膝股内侧痛、足跗肿、下肢痿痹。

【按揉方法】 用左手拇指指腹揉捻右太冲1分钟,再换右手拇指指腹揉捻左太冲穴1分钟,揉捻时以有酸胀感为宜。

悬钟

【位置】 位于小腿外侧,外踝尖上3寸,腓骨前缘,左右各一穴。

【作用】 活血通络。对于髓海不足引起的半身不遂、颈项强痛、胁肋疼痛,以及痴呆、中风等病证有良好的疗效。

【按揉方法】 用食指指尖点压按摩悬钟,或用大拇指/中指按压轻揉,至局部有酸胀感为度。

肝俞

见"血瘀质的中医养生"。

膈俞

见"血瘀质的中医养生"。

合谷

【位置】 在手背,第1、2掌骨间,第2掌骨桡侧中点处,即通常说的虎口处,左右各一穴。

【作用】 镇静止痛。适用于头痛、口眼歪斜、耳聋等实热性五官疾病,肢体、内脏等疼痛,以及热病、无汗、多汗等病证。

【按揉方法】 用大拇指按压合谷,每次按压2~3分钟,按压时以有酸、麻、胀的感觉为宜。

膻中

见"血瘀质的中医养生"。

> 艾灸疗法

艾灸以其温热之性,作用于体表经穴,通透诸经,激发经气,进而调理气机,使气得宣、郁得解,故可改善气郁体质。常用的穴位有太冲、肝俞、期门、膻中等。

一般采用悬灸,每天灸1次,每次15~30分钟,至局部皮肤产生红晕为度,可以借助温灸器,隔日1次,10天为1个疗程。

> 循行经络拍打疗法

选取足厥阴肝经的循行路线,每次拍打1个来回,每日2次,10天为1个疗程。

> 足浴保健

解忧方

【组成】 金橘叶30克,郁金30克,川芎15克。

【用法】 将上药同入锅中,加水适量,煎煮2次,每次30分钟,合并滤液,倒入足浴器中,先熏蒸再足浴,每晚1次。10天为1个疗程。

【功效】 疏肝解郁,理气通络。主治情绪忧郁,胸胁胀痛。

顺气方

【组成】 橘皮30克,橘核15克,橘络5克。

【用法】 将上药同入锅中,加水适量,煎煮2次,每次30分钟,合并滤液,倒入足浴器中,先熏蒸再足浴,每晚1次。10天为1个疗程。

【功效】 疏肝解郁,理气通络。主治情绪忧郁,胸胁胀痛。

消气方

【组成】 柴胡30克,青皮30克,薄荷10克。

【用法】 将上药同入锅中,加水适量,煎煮2次,每次30分钟,合并滤液,倒入足浴器中,先熏蒸再足浴,每晚1次。15天为1个疗程。

【功效】 疏肝解郁,理气通络。主治情绪忧郁,胸胁胀痛。

> ➢ 运动养生

气郁质是由于长期情志不畅、气机郁滞而成,运动的目的是调整气机,舒畅情志。跑步、登山、打球、器械健身、游泳、武术等可鼓动气血,抒发肝气,出汗后有促进食欲、改善情志的作用,也可以进行垂钓、下棋、气功、瑜伽、打坐等。

气郁体质人群宜动不宜静,适合户外活动,如多安排外出旅游,既欣赏了自然美景,又陶冶情操、舒畅了情志。应多参加群体性体育运动项目,如登山、观海、游泳、羽毛球、太极拳、气功、瑜伽、跳舞等;强壮功、放松功、"嘘"字功等养生功法,也有开郁导滞、调理气机的作用,练习时应着意加强呼吸吐纳的锻炼。

"嘘"字功

预备式:两脚平行与肩同宽,头正项直,百会朝天,内视小腹,轻合嘴唇,舌抵上腭,沉肩坠肘,两臂自然下垂,两腋虚空,肘微屈,含胸拔背,松腰塌胯,两膝微屈,全身放松,头脑清空,站立至呼吸自然平稳。

具体动作:呼气念嘘字,足大趾轻轻点地,随即放开。两手由肝经之急脉穴处起,手背相对向上提,经章门、期门上升入肺经之中府、云门,两臂如鸟张翼向上、向左右展开,手心向上;两眼反视内照,随呼气之势尽力瞪圆。呼气尽,吸气时,屈臂,两手经面前、胸前下转为拇指尖相对,其余四指指尖向下顺腹前按摩徐徐而下,垂于体侧。

双手重叠,覆于下丹田,稍事休息,再做第二次吐字。如此动作做六次一遍,然后做一次调息,恢复预备式。

特禀质的中医养生

➤ **特禀质人群的体质特征**

过敏是生活中司空见惯、习以为常的现象，却给生活带来了诸多不便。而容易过敏的人，在中医体质学上，属于特禀质。为什么叫"特禀"？就是特殊禀赋，指的就是过敏体质。人们经常用春暖花开来形容春天，但有些人却特别害怕春天的到来，因为春天的花粉，会使他们过敏，会给他们带来很多烦恼，特禀质的人就有这样的烦恼。春天花粉一飘，这类人就不停地打喷嚏，流眼泪。过敏体质的人，有先天性的原因，当然也有后天的原因，所以现在有的人，一打喷嚏到医生那儿一化验，鱼过敏、虾过敏、桃过敏、小麦过敏、荞麦面过敏，什么也不能吃。但有些过敏是防不了的，有人螨虫过敏，是不是把这个屋子里的螨虫清理之后他才能进去呢？这不现实。很多过敏原是切不断的。大千世界过敏原太多，防不胜防。如果我们能认识到自身是过敏体质，那么我们就可以改变自己的过敏体质，而不是去阻断过敏原，这样我们就从根本上改变过敏状态。

➤ **起居调摄**

环境起居

过敏季节应减少户外活动，尽量避免接触冷空气及明确知道的过敏物质；居室常通风，保持空气清新。

避免过敏原的刺激，生活环境中接触的物品如枕头、棉被、床垫、地毯、窗帘、衣橱易附有尘螨，可引起过敏，应常清洗、日晒。外出也要避免处在花粉及粉刷油漆的空气中，以免受到刺激而诱发过敏病症。

饮食调养

饮食宜清淡，少食辛辣刺激，忌食过敏原食物。

精神调适

清净立志、开朗乐观、心理平衡。特禀质的人经常出现过敏，过敏症是一种慢性疾病，会反反复复地发生，在这个过程中，自我的心态会发生很大的变化，效果调整不好，同样会出现一些情绪或者性格上的变化。所以特禀质的人，在精神方面的养生同样尤为重要。由于身体出现了缺陷，就很容易出现悲观、消极、胆怯的性格，不愿与人交往，甚至有人从此意志消沉，丧失生活信心，在生活上不能自理，在人格上不能独立。在精神调适上，应该培养乐观情绪，做到精神愉悦，不要自己看不起自己，努力培养一个坚强的意志，使自己能够独立自主，自力更生。要常常告诫自己生活中仍有很多美好，学会欣赏事物，与人为善。

药物调理

可常泡服黄芪、防风、乌梅、五味子，中成药可选择玉屏风散。必要时可中药调理或冬令膏方调理。

➤ 经络腧穴保健

特禀体质人群易过敏，表现在胃肠道和皮肤上，故在经络养生过程中要体现遵循益气固表，养血消风的原则，在经络选择上以手阳明大肠经和手太阴肺经为主。

血海

见"血瘀质的中医养生"。

神阙

见"阳虚质的中医养生"。

肾俞

见"阴虚质的中医养生"。

郄门

【位置】 位于人体的前臂掌侧，当曲泽与大陵的连线上，腕横纹上 5 寸。

【作用】 祛风活血。配伍曲泽可治心痛；配伍内关治急性缺血性心肌损伤。

【按揉方法】 右手拇指、食指齐用力，捏压按揉左手郄门，一捏压按揉一松，1~2 分钟，再换左手捏压按揉右手郄门 1~2 分钟。

大陵

【位置】 位于手腕上，在腕掌横纹的中点处，当掌长肌腱与桡侧腕屈肌腱之间。左右各一穴。

【作用】 舒筋活络。

【按揉方法】 右手拇指、食指齐用力，捏压按揉左手大陵，一捏压按揉一松，1~2 分钟，再换左手捏压按揉右手大陵 1~2 分钟。

➤ 艾灸疗法

中医认为，过敏性疾患主要与风邪有关，根据"治风先治血，血行风自灭"的理念，艾灸手足阳明经、任督二脉可起到益气固表、调节气血、温经通络、养血润燥和祛风止痒之效；艾灸手太阴肺经具有调补肺气、补虚清热的功效，主治呼吸系统疾病及与气有关的疾病，对过敏性鼻炎、过敏性哮喘有效。常用穴位有：足三里、曲池、合谷、迎香、太渊、关元、神阙、肾俞、肺俞等。一般采用悬灸，每天灸 1 次，每次 15~30 分钟，至局部皮肤产生红晕为度，可以借助温灸器，隔日 1 次，10 天为 1 个疗程。

➤ 循行经络拍打

肺主肃降,能帮助通调水道,输布津液于皮,起到毛滋润皮肤的效果,还能促进卫气抵御外邪。因此,拍打手太阴肺经是特禀质最好的保健方法。

可平坐亦可站立,手握空拳,以掌根自肩膀前侧开始向下沿手臂内侧外缘拍打,过肘横纹桡侧,继续向下直至手掌大鱼际,以上为一次。每天循经拍打左右手臂各100次。力度要适中,可随时随地进行操作,不必拘泥。

➤ 足浴保键

御外方

【组成】 黄精30克,党参30克,山药20克。

【用法】 将上药同入锅中,加水适量,煎煮2次,每次30分钟,合并滤液,倒入足浴器中,先熏蒸再足浴,每晚1次。15天为1个疗程。

【功效】 健脾补肾,增强抵抗力,防治抵抗力下降。

扶正方

【组成】 黄芪30克,女贞子30克,枸杞子30克。

【用法】 将上药同入锅中,加水适量,煎煮2次,每次30分钟,合并滤液,倒入足浴器中,先熏蒸再足浴,每晚1次。15天为1个疗程。

【功效】 健脾补肾,增强抵抗力,防治抵抗力下降。

孩儿方

【组成】 太子参30克,麦冬30克,门冬20克,生地20克。

【用法】 将上药同入锅中,加水适量,煎煮2次,每次30分钟,合并滤液,倒入足浴器中,先熏蒸再足浴,每晚1次。15天为1个疗程。

【功效】 益气养阴,增强抵抗力,防治抵抗力下降。

➤ 运动养生

特禀质人群以室内运动为主,如瑜伽、气功、健身器材、健身操,"吹"字功等,可养护先天,培补肾精肾气。如过敏原明确,在不接触过敏原的前提下也可做户外锻炼。应避免在公园等运动场所长时间逗留,不宜在冬季进行户外锻炼。运动时应避免汗出当风,以不出汗或微微汗出为好;注意呼吸的均匀,采用腹式呼吸。锻炼时应注意自身的反应,一旦有憋气、咳喘等不良反应时要及时停止运动。

"吹"字功

预备式:两脚平行与肩同宽,头正项直,百会朝天,内视小腹,轻合嘴唇,舌抵上腭,沉肩坠肘,两臂自然下垂,两腋虚空,肘微屈,含胸拔背,松腰塌胯,两膝微屈,全身放松,头脑清空,站立至呼吸自然平稳。

具体动作:呼气时念"吹"字,两臂从体侧提起,两臂向后,两手外劳宫穴在腰部擦搓3次,两手经长强、肾俞向前划弧,至肾经之俞府穴处,如抱球两臂撑圆,两手指尖相对,身体下蹲,两臂随之下落,下蹲时身体要保持正直,膝盖不过足尖,下蹲高度直至不能提肛为止,呼气尽时两手落于膝盖上部;在呼气念字的同时,足五趾抓地,足心空如行泥地,引肾经之气从足心上升。呼气尽。

随吸气之势慢慢站起,两臂自然下落于身体两侧。两手重叠,覆于下丹田,稍事休息,再重复做,共做6次,调息,恢复预备式。

注意事项:"吹"字口型呼气的时候,不能让耳朵听到呼吸的声音,只是想象自己发"吹"字音;傍晚5~7点,肾脏功能最强的时候练习效果更佳。

互动学习

1. 多选题

（1）体质学说包含（　　　）。

    A. 痰湿质   B. 湿热质   C. 血瘀质

    D. 气郁质   E. 特禀质

（2）气虚质包含（　　　）等常见表现。

    A. 语音高亢   B. 气短懒言   C. 精神不振

    D. 易出汗   E. 脉浮

（3）阴虚质的养生原则有（　　　）。

    A. 温阳益气   B. 平肝熄风   C. 滋肾养肝

    D. 培补阴液   E. 健脾化湿

（4）清热利湿方包含（　　　）等药物。

    A. 蒲公英   B. 生大黄   C. 茵陈

    D. 附子   E. 生姜

2. 判断题

（1）合谷穴位于手背第2、3掌骨间，第2掌骨桡侧中点处。

                                                （　　　）

（2）血瘀质易患癥瘕、痛证及血证。   （　　　）

（3）肝俞穴有疏肝理气之效。   （　　　）

（4）特禀体质人群不易过敏。   （　　　）

参考答案

1. 多选题：（1）ABCDE；（2）BCD；（3）CD；（4）ABC。

2. 判断题：（1）×；（2）√；（3）√；（4）×。

拓展阅读

九大体质膳食养生方

1. 平和质的膳食养生

冬菊圆茶

【原料】　麦冬(去心,用洁净纱布包好)3~6克,白菊花、龙眼肉各3克。

【做法】　将所有原料放入保温杯中,用沸水冲泡,代茶饮,最后将麦冬丢弃,药渣吃掉。

【功效】　滋阴去火,平补阴阳。

沙参老鸭汤

【原料】　老鸭1只,沙参50克。

【做法】　将老鸭剁成块,焯水,油锅爆炒,加入料酒,炒出香味,将浸泡好的沙参以净布包起,同老鸭一同放入砂锅内,以小火微煲,直至酥软,加入调料即可。

【功效】　益气养阴、补中安脏、清火解热。

2. 气虚质的膳食养生

参芪桂枝茶

【原料】　人参6克,黄芪15克,桂枝4克

【做法】　将所有原料放入锅中,加1 000毫升水,以大火加热滚沸,续煮10分钟即可,趁热饮用。

【功效】　人参具大补元气、提升肠胃功能、安神等效用,搭配

能改善四肢冰冷、散寒解虚的黄芪与桂枝，以此来改善体质虚寒的问题。

黄芪山药粥

【原料】 黄芪、山药、麦冬、白术各20克，粳米50克，糖适量。

【做法】 先将山药切成小片，与黄芪、麦冬、白术一起泡透后，将所有原料放入砂锅内，加水用火煮沸后，再用小火熬成粥。

【功效】 益气养阴、健脾养胃，清心安神。

3. 阳虚质的膳食养生

寄生艾茶

【原料】 桑寄生5克，艾叶3克，阿胶3克，红茶3克，红糖10克。

【做法】 用前三味的煎煮液泡红茶，加糖调味后饮用。

【功效】 补肾，温经，和血。

当归生姜羊肉汤

【原料】 当归20克，生姜30克，羊肉500克，黄酒、食盐等调味品各适量。

【做法】 当归洗净，用清水浸软，切片备用；生姜洗净，切片备用；羊肉剔去筋膜，放入开水锅中略烫，除去血水后捞出，切片备用。将当归、生姜、羊肉放入砂锅中，加入清水、黄酒，旺火烧沸后撇去浮沫，再改用小火炖至羊肉熟烂，加入食盐等调味品食用。

【功效】 温中养血，散寒暖肾。

4. 阴虚质的膳食养生

莲心茶

【原料】 麦冬12克,莲心3克,绿茶3克。

【做法】 将所有原料以沸水冲泡饮用。每日1剂,不拘时频饮。

【功效】 养阴清火。

莲子百合煲瘦肉

【原料】 莲子20克,百合20克,猪瘦肉100克,盐适量

【做法】 用莲子、百合、猪瘦肉,加水适量同煲,肉熟烂后用盐调味食用,每日1次。

【功效】 清心润肺、益气安神

5. 痰湿质的膳食养生

扁豆山药茶

【原料】 白扁豆、山药各20克

【做法】 将白扁豆炒黄,捣碎,山药切片,二者水煎取汁。

【功效】 健脾益气。

猪肉淡菜煨萝卜

【原料】 猪腿肉500克,淡菜(干品)100克,白萝卜1 000克。

【做法】 淡菜用温水浸泡半小时,发胀后洗去杂质,仍泡在原浸液中,备用;猪肉切块,萝卜切成转刀块。起油锅,放植物油1匙,大火烧热油后,先将猪肉倒入,翻炒3分钟,加黄酒一匙,炒至断生,盛人砂锅内,将淡菜连同浸液,一起倒入砂锅内,再加水适量,用小火煨1小时,然后倒入萝卜,如水不足,可适量增加,再煨半小时,萝卜熟透,调味即可。

【功效】 化痰利湿。

6. 湿热质的膳食养生

菊花陈皮乌梅茶

【原料】 菊花5朵,陈皮1小块,乌梅3颗(比例可根据个人口味调整)。

【做法】 将以上原料用热水冲泡10分钟,加冰糖适量即可。

【功效】 清肝火,明目,祛湿,开胃。

竹笋西瓜皮鲤鱼汤

【原料】 鲤鱼1条(约750克),鲜竹笋500克,西瓜皮500克,眉豆60克,生姜、红枣各适量。

【做法】 竹笋削去硬壳、老皮,横切片,水浸1天;鲤鱼去鳃、内脏、不去鳞,洗净略煎黄;眉豆、西瓜皮、生姜、红枣(去核)洗净;把全部材料放入开水锅内,武火煮沸后,文火煲2小时,加精盐调味即可。

【功效】 祛湿降浊,健脾利水。

7. 血瘀质的膳食养生

【当归川芎茶】

【原料】 当归6克,川芎2克。

【做法】 将所有原料放入杯中,用沸水冲泡(或水煎)成茶,代茶饮用。

【功效】 补血活血。

当归田七乌鸡汤

【原料】 乌鸡1只,当归15克,田七5克,生姜1块。

【做法】 把当归和田七放入清水中浸泡、清洗。把乌鸡装进一个合适的容器里,再把当归、田七、生姜一起码放在乌鸡上,加适量的盐,再倒入一些清水,注意清水一定要淹过乌鸡。在锅中倒入适量水,然后盖上锅盖,待水烧开后,将乌鸡上锅隔水蒸,大火蒸3小时,鸡肉烂熟之后,即可食用。

【功效】 补血活血,调经止痛,润肠通便。

8. 气郁质的膳食养生

郁金木香茶

【原料】 郁金5克,木香3克,莪术3克,丹皮3克,花茶3克。

【做法】 将所有原料用开水冲泡后饮用,冲饮至味淡。

【功效】 理气解郁。

菊花鸡肝汤

【原料】 鸡肝100克,菊花10克,茉莉花24朵,银耳15克,料酒、姜汁、食盐适量。

【做法】 鸡肝洗净,切薄片;菊花、茉莉花用温水洗净,银耳15克洗净后撕成小片,清水浸泡备用。水烧沸,先入料酒、姜汁、食盐,随即下入鸡肝及银耳,煮沸,打去浮沫,待鸡肝熟,调味。再入菊花、茉莉花稍沸即可。

【功效】 疏肝清热,健脾宁心。

9. 特禀质的膳食养生

甘草菊花桑叶茶

【原料】 生甘草6克,菊花3克,桑叶3克。

【做法】 将所有原料用开水冲泡10分钟即可。

【功效】 对春分常见的咽干、目胀、咳嗽有防治效果。

灵芝茯苓紫苏粥

【原料】 厚朴3克,半夏3克,紫苏叶6克,茯苓9克,灵芝20

克,粳米100克,冰糖适量。

　　【做法】　将厚朴、半夏、紫苏叶和灵芝放入砂锅中,加适量清水,武火煮沸后改文火熬煮成汁,倒出药汁备用。粳米洗净,和煎好的药汁一起倒入锅中,武火煮沸后改文火熬煮成粥,加适量冰糖调味即可。

　　【功效】　补益脏腑,提高机体免疫力。

图书在版编目（CIP）数据

老年人辨体质学养生：中医特色诊疗篇/上海市学
习型社会建设与终身教育促进委员会办公室编. —北京：
科学出版社，2015.6
上海市老年教育普及教材
ISBN 978-7-03-044843-9

Ⅰ.①老… Ⅱ.①上… Ⅲ.①老年人—养生（中医）
Ⅳ.①R161.7
中国版本图书馆CIP数据核字（2015）第124451号

老年人辨体质学养生——中医特色诊疗篇
上海市学习型社会建设与终身教育促进委员会办公室
责任编辑/潘志坚　朱　灵

科学出版社 出版
北京东黄城根北街16号　邮编：100717
www.sciencep.com
上海锦佳印刷有限公司

开本 787×1092　1/16　印张 6 1/2　字数 81 000
2015年6月第一版第一次印刷

ISBN 978-7-03-044843-9
定价：26.00元